胃、十二指肠内镜放大观察的基础与最新见解

日本《胃与肠》编委会　编著

《胃与肠》翻译委员会　译

辽宁科学技术出版社

·沈阳·

Authorized translation from the Japanese Journal,entitled

胃と腸　第54巻第2号

胃・十二指腸内視鏡拡大観察の基本と最新知見

ISSN: 0536-2180

編集：「胃と腸」編集委員会

協力：早期胃癌研究会

Published by IGAKU–SHOIN LTD., Tokyo Copyright© 2019

图书在版编目（CIP）数据

胃、十二指肠内镜放大观察的基础与最新见解／日本《胃与肠》编委会编著；《胃与肠》翻译委员会译 . — 沈阳：辽宁科学技术出版社，2022.8

ISBN 978-7-5591-2230-8

Ⅰ.①胃… Ⅱ.①日… ②胃… Ⅲ.①胃疾病—胃镜检 ②十二指肠疾病—肠镜—内窥镜检 Ⅳ.① R573 ② R574.51

中国版本图书馆 CIP 数据核字（2021）第 174433 号

出版发行：辽宁科学技术出版社

　　　　　（地址：沈阳市和平区十一纬路25号　邮编：110003）

印 刷 者：辽宁新华印务有限公司

经 销 者：各地新华书店

幅面尺寸：182 mm × 257 mm

印　　张：8.5

字　　数：170千字

出版时间：2022年8月第1版

印刷时间：2022年8月第1次印刷

责任编辑：卢山秀

封面设计：袁　舒

版式设计：袁　舒

责任校对：尹　昭　王春茹

书　　号：ISBN 978-7-5591-2230-8

定　　价：98.00元

编辑电话：024-23284354
E-mail：lkbjlsx@163.com
邮购热线：024-23284502

《胃与肠》官方微信：15640547725

目　录

希望通过放大内镜鉴别的胃、十二指肠的上皮性黏膜内病变

九嶋 亮治[1]

关键词　放大内镜　胃、十二指肠　黏膜内病变　胃型/肠型　腺瘤/腺癌

[1]滋贺医科大学临床检查医学讲座(附属病院病理诊断科)
〒520-2192大津市濑田月轮町　E-mail : kushima@belle.shiga-med.ac.jp

前言

　　根据日本消化道学会、日本消化内镜学会、日本胃癌学会之三大学会联合推出的诊断体系——早期胃癌诊断简化流程(diagnostic algorithm for early gastric cancer, MESDA-G),就早期胃癌疑似病变,可以通过"边界(demarcation line, DL)的有无"和"不规则微血管结构(irregular microvascular pattern, IMVP)或不规则表面微结构(irregular microsurface pattern, IMSP)的有无"的组合进行诊断(**图1**)。病理医生在小的活检组织内不仅重视"细胞异型与结构异型的有无",而且还重视"区域性/边界的有无",以诊断肿瘤性病变及其良恶性质。"浸润的有无"在日本以外的消化道病理观察中受到重视(**图2**)。

　　在本文中,希望通过放大内镜检查来观察胃、十二指肠的上皮性黏膜内病变,关注其表面性状,按上皮系统类别且以图谱的形式加以提示作为序。

胃的上皮性黏膜内病变

1. 胃型病变

(1) 以小凹上皮为主的病变

　　小凹上皮增生和小凹上皮型肿瘤在病理组织学上常常难以鉴别,重要的是在活检组织内确

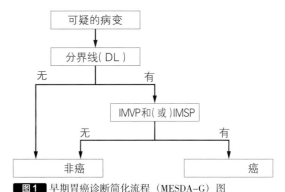

图1　早期胃癌诊断简化流程(MESDA-G)图
〔转载自 "Muto M, et al. Magnifying endoscopy simple diagnostic algorithm for early gastric cancer (MESDA-G). Dig Endosc 28: 379-393, 2016"〕

认其范围和边界。
　　○ 小凹上皮增生(**图3a**)
　　○ 小凹上皮型肿瘤(**图3b, c**)

(2) 伴有小凹上皮变化的病变

　　其特征是肿瘤的主体位于深部,但在表层一定能看到向胃小凹上皮方向的分化。
　　○ 胃型(幽门腺)腺瘤(**图3d**)
　　○ 胃固有黏膜型腺癌(**图3e**)

(3) 不伴有小凹上皮变化的病变

　　其特征是原则上被非肿瘤性的小凹上皮所覆盖。
　　○ 胃底腺型腺癌(**图3f**)

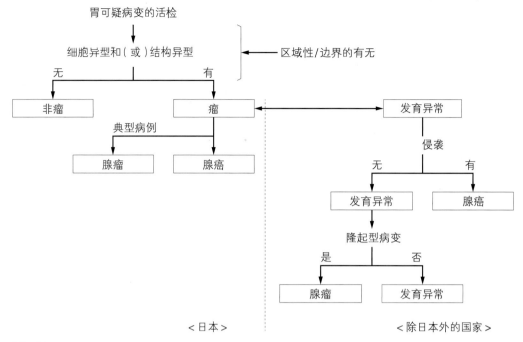

图2 胃活检组织病理诊断流程图
〔笔者制作〕

ᵒ印戒细胞癌（**图3g**）

2. 肠型病变

（1）肠上皮化生

　　表面有时呈绒毛状/微绒毛状，也有时表面平坦，呈管状结构。完全型（小肠型）肠上皮化生多倾向发生于胃底腺区域。

　　ᵒ完全型（小肠型）肠上皮化生（**图4a**）

　　ᵒ不完全型（胃肠混合型）肠上皮化生（**图4b**）

（2）肠型肿瘤

　　为"范围/边界"的肠型异型上皮的增殖，与常规内镜/放大内镜像一起，除了显示作为肠型腺瘤的典型组织学表现（纺锤形核的密度在黏膜中上部高，表层/深层分化。管状结构清晰）的病变以外，在日本被认为有高分化管状腺癌的倾向，与用"DL"和"IMVP/IMSP"进行放大内镜鉴别的良恶性相关。

　　另外，手牵手/侧向发育型癌显示分化型癌的性质（置换性）和未分化型癌的性质（黏膜固有层内浸润性）。

　　ᵒ肠型腺瘤（**图4c，d**）。大概也有日本病理医生认为**图4d**是癌

　　ᵒ高分化管状腺癌（**图4e，f**）

　　ᵒ手牵手/侧向发育型中分化管状腺癌（tub2，**图4g**）

十二指肠的上皮性黏膜内病变

1. 胃型病变

（1）以胃小凹上皮为主体的病变

　　有伴随炎症出现的胃小凹上皮化生和像肿瘤一样不断增殖的胃小凹上皮增生。

　　ᵒ胃小凹上皮化生和胃小凹上皮增生（**图5a**）

（2）在表面可见胃小凹上皮（化生）的病变

　　在十二指肠的胃小凹上皮（化生）的深层经常可以看到Brunner腺的增生或异位胃黏膜（或这两者）。

　　ᵒBrunner腺增生（**图5b**）
　　ᵒ异位胃黏膜（**图5c**）

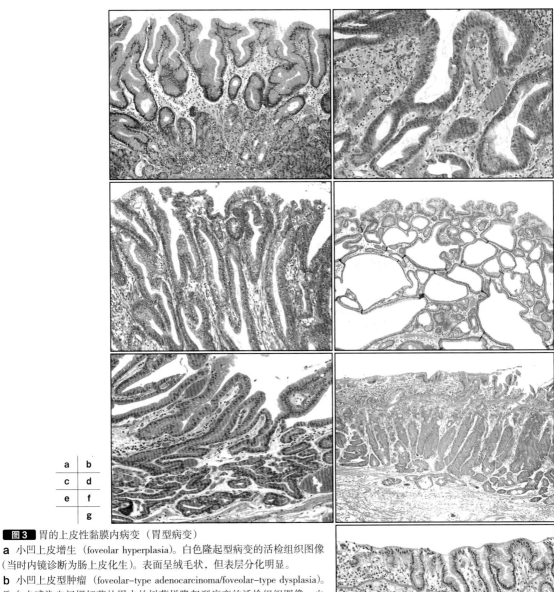

图3 胃的上皮性黏膜内病变（胃型病变）

a 小凹上皮增生（foveolar hyperplasia）。白色隆起型病变的活检组织图像（当时内镜诊断为肠上皮化生）。表面呈绒毛状，但表层分化明显。

b 小凹上皮型肿瘤（foveolar-type adenocarcinoma/foveolar-type dysplasia）。取自未感染幽门螺杆菌的胃内的树莓样隆起型病变的活检组织图像。血管的不规则扩张明显。与 **a** 相比，一直到表层核都轻度肿大。

c 小凹上皮型肿瘤，胃型腺癌（foveolar-type adenocarcinoma/foveolar-type dysplasia）。与 **b** 不同，这是一种常见的胃型腺癌。与 **a** 相比，一直到表层核都轻度肿大。表面呈锯齿状。

d 胃型（幽门腺）腺瘤（gastric-type adenoma/pyloric gland adenoma）。病变的主体是内部，但表层部分化为小凹上皮型肿瘤。

e 胃固有黏膜型腺癌（gastric adenocarcinoma of mixed fundic and pyloric mucosa type）。在深部可以看到壁细胞和颈部黏液细胞／主细胞型细胞，但如果仅看表层部，与小凹上皮型肿瘤相同。

f 胃底腺型腺癌（gastric adenocarcinoma of fundic gland type）。肿瘤在蓝线以下，表层的小凹上皮为非肿瘤。如果没有黏膜下浸润，在新 WHO 分类中称为泌酸腺腺瘤（oxyntic gland adenoma）。

g 印戒细胞癌（signet-ring cell carcinoma）。肿瘤在绿线内，小凹上皮为非肿瘤。

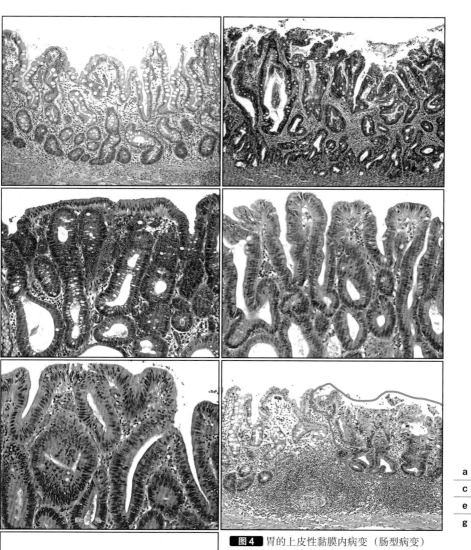

图4 胃的上皮性黏膜内病变（肠型病变）

a 完全型（小肠型）肠上皮化生［complete-type (small-intestinal type) intestinal metaplasia］。可以看到吸收上皮细胞、杯状细胞和 Paneth 细胞。显示出类似小肠的绒毛状结构。

b 不完全型（胃肠混合型）肠上皮化生［incomplete-type (gastro-intestinal type) intestinal metaplasia］。可以看到胃小凹上皮型细胞、杯状细胞，深部分化 / 分支为幽门腺。表面呈微绒毛状。

c 肠型腺瘤（intestin-type adenoma；low-grade dysplasia）。显示出由具有细长核的肠型异型上皮构成的管状结构。

d 肠型腺瘤（intestin-type adenoma；low-to high-grade dysplasia）。因为与 **c** 相比核肿大，所以也有日本病理医生称其为癌。

e 高分化管状腺癌［tubular adenocarcinoma (tub1)；high-grade dysplasia］。在日本大概大部分的病理医生都会将其作为癌。在本病例中 p53 蛋白过表达。

f 高分化管状腺癌。显示肿瘤（绿线内）和肠上皮化生的交界部。肿瘤腺管显示与肠上皮化生相似的结构。表述为"分化型癌显示置换性增殖"。

g 手牵手 / 侧向发育型中分化管状腺癌（tubular adenocarcinoma），也被称为小肠型的低度异型分化型癌或超高分化腺癌。绿线为露出于表层（置换性增殖）的肿瘤性上皮，蓝线为残留的非肿瘤性小凹上皮，黑线之间是在黏膜固有层内浸润性增殖的肿瘤腺管。

a	b
c	d
e	f
g	h

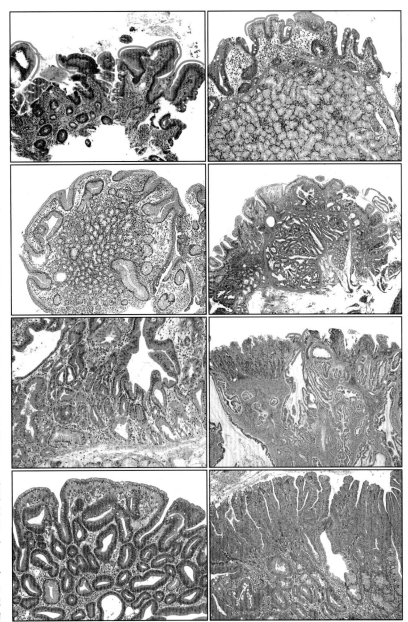

图5 十二指肠的上皮性黏膜内病变

a 绿线部是胃小凹上皮皮化生和胃小凹上皮增生（gastric-foveolar metaplasia andhyperplasia）。

b Brunner 腺 增 生（Brunner's gland hyperplasia）。绿线以下为 Brunner 腺，表层的蓝线为胃小凹上皮化生。表层的小凹上皮也有时显示增生。

c 异位胃黏膜（heterotopic gastric mucosa）。在表层可见胃小凹上皮，也有时显示小凹上皮增生。

d 胃型幽门腺（Brunner 腺）腺瘤（pyloric gland adenoma/Brunner's gland adenoma）。病变为绿线的范围。在本病例中未露出于表面，但当露出时，胃小凹上皮型肿瘤细胞显现。

e 胃底腺黏膜型肿瘤。与胃的胃固有黏膜型癌（**图 3f**）一样，在深部可见壁细胞和颈部黏液细胞 / 主细胞型细胞，但如果只看表层部，与小凹上皮型肿瘤相同。

f 胃型腺癌（gastric-type adenocarcinoma）。本病例是来源于 Brunner 腺的腺癌，朝向表层向胃小凹上皮型细胞分化（绿线）。绿线 + 蓝线的下部为肿瘤的范围。

g 肠型腺瘤（intestinal-type adenoma; low-grade dysplasia）。几乎全部的病理医生视为腺瘤病变。通过免疫染色在表层白色化的上皮 adipophilin 染色阳性，与内镜的 WOS（white opaque substance）对应。

h 高分化管状腺癌〔tubular adenocarcinoma（tub1）; high-grade dysplasia〕。被诊断为"腺瘤 + 腺癌"，施行 EMR（endoscopic mucosal resection）后，切缘阳性，为复发的病例。

（3）在表面可见胃小凹上皮型肿瘤的病变

十二指肠的胃型病变作为肿瘤内分化，在表层多表现出向胃小凹上皮的分化。

　　○胃型（幽门腺 / Brunner 腺）腺瘤（**图 5d**）

　　○胃底腺黏膜型肿瘤（**图 5e**）

　　○胃型腺癌（**图 5f**）

2. 肠型病变

为最近相继报道的白色明显的病变。

　　○肠型腺瘤（**图 5g**）

　　○高分化管状腺癌（**图 5h，图 6**）

结语（也包括个人见解）

本文并不涉及在非浸润性病变方面的腺瘤

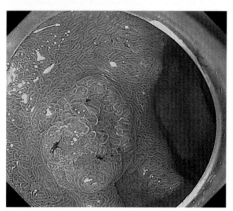

图6 50多岁，女性。十二指肠肠型肿瘤的窄带成像（narrow band imaging，NBI）放大观察图像。虽然通过活检难以判断是腺瘤还是腺癌，但通过施行 EMR 切除，诊断为非浸润性的管状高分化腺癌（肠型）

和腺癌的病理学鉴别的争论。

不可否认，内镜下的良恶性鉴别的诊断标准被其背后的病理医生的标准所左右（也有可能相反）。因为在附图的说明中特意记载了在日本和日本以外的诊断名，以及在日本国内的多种诊断名，希望诸位能无误解地加以转换来阅读。对于组织型和背景黏膜比较单纯的食管鳞状上皮病变和大肠腺瘤 / 腺癌，根据医院的不同，活检数减少了很多，但是对于病理组织学多样性较强的胃、十二指肠病变，活检诊断仍然很重要。但是，即使只通过"1 个活检 + 常规内镜观察"也很难推测整体的多样性（组织混合型胃癌等的诊断），而如果是"1 个活检 + 常规内镜观察 +

放大内镜观察"的话，就可以期待能够读懂多样性。虽然可能会受到同行的批评，但我个人期待随着今后内镜诊断的进一步发展，尽量能够取代活检诊断，使活检数有所减少。

即使是小的黏膜内病变，当通过活检有癌（carcinoma，在日本以外为 high-grade dysplasia 以上）的诊断名称，通常意味着需要"治疗"的意思。但是，在腺瘤（adenoma，在日本以外的国家称为 low-grade dysplasia）这一诊断的情况下，治疗的指征由各个医疗设施的判断来决定。众所周知，腺瘤的范围因病理医生不同而差异相当大，但至少在肿瘤（neoplasia/dysplasia）这一前提下，比如十二指肠的肠型肿瘤（腺瘤、腺癌 /dysplasia）等，与其说在"病理诊断为癌之前等待治疗"，不如（包括放大内镜观察在内的判断）"趁着小的时候摘除"更好（**图6**）。

迄今为止，因为笔者是在对放大内镜诊断不太积极的机构从事胃病理诊断工作，所以自知对"对比学"未能深入探讨。但是，不仅是消化道病理学，现代的病理诊断也是基于临床图像的病理学。希望各位从事放大内镜观察和内镜治疗的医生与相关的病理医生充分交换和共享必要的信息。

参考文献

[1] Muto M, Yao K, Kaise M, et al. Magnifying endoscopy simple diagnostic algorithm for early gastric cancer（MESDA-G）. Dig Endosc 28:379-393, 2016.

正常胃、十二指肠黏膜的放大内镜表现和组织学表现之间的对比观察

八尾 建史[1]

金光 高雄[2]

岩下 明德[3]

摘要●展示正常胃、十二指肠黏膜的典型的窄带成像（NBI）联合放大内镜图像，为了理解这些图像的构成对基本的解剖学表现进行概述。在正常胃底腺黏膜中，微血管结构由规则的蜂窝状上皮下毛细血管网和规则的集合微静脉构成，表面微细结构由规则的类圆形的腺开口部和类圆形的小凹边缘上皮构成。在正常胃幽门腺黏膜中，微血管结构由规则的螺旋状或网状的上皮下毛细血管网构成，表面微细结构由规则的弧状或多边形的小凹上皮构成。正常十二指肠黏膜的放大内镜图像中，微血管结构由规则的链状绒毛上皮下毛细血管网和1根绒毛微静脉构成，表面微细结构由规则的弧状或类圆形绒毛边缘上皮构成。这些结构与已报道的解剖学表现（采用血管铸型的电子显微镜图像、黏膜表面的电子显微镜图像、组织学表现）基本一致。如本文所述，因为现代的放大内镜能够准确地将黏膜的解剖学要素可视化，所以在记载放大内镜表现时，不要创造新的术语，重要的是使用解剖学术语。

关键词 放大内镜　窄带成像　正常胃底腺黏膜　正常胃幽门腺黏膜　正常十二指肠黏膜

[1]福冈大学筑紫病院内视镜部　〒818-0067筑紫野市俗明院1丁目1-1　E-mail：yao@fukuoka-u.ac.jp
[2]同　消化器内科
[3]同　病理部，AII病理画像研究所

前言

笔者等对正常胃底腺黏膜、正常胃幽门腺黏膜、正常十二指肠黏膜的放大内镜表现［微血管结构（microvascular pattern，V）和表面微细结构（MS-surface pattern，S）］已经做了报道。本文展示了典型的正常胃、十二指肠黏膜窄带成像（narrow band imaging，NBI）联合放大内镜的图像，概述为了理解这些图像构成的基本解剖学结构。

正常胃黏膜的放大内镜表现和组织学表现的对比

正常胃黏膜的放大内镜表现［微血管结构（V）和表面微细结构（S）］在胃体部胃底腺黏膜和胃幽门腺黏膜中不同。

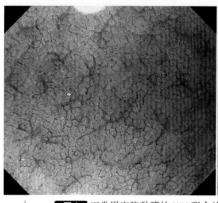
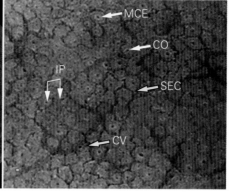

图1 正常胃底腺黏膜的 NBI 联合放大内镜图像

a 最大倍率。V：规则的蜂窝状上皮下毛细血管网和规则的集合微静脉（a regular honeycomb-like SECN pattern with presence of a regular CV pattern）（黄色箭头所指）；S：规则的类圆形的腺开口部和类圆形的小凹边缘上皮（a regular oval CO pattern plus a regular oval MCE pattern）（白色箭头所指）。

b 解剖学成分。SEC：上皮下毛细血管；CV：集合微静脉；MCE：小凹边缘上皮；CO：腺开口部；IP：窝间部。

〔转载自 "Yao K. Clinical Application of Magnifying Endoscopy with Narrow-Band Imaging in the Stomach. ClinEndosc 48：481-490，2015"〕

1. 正常胃底腺黏膜

（1）放大内镜表现

①微血管结构（V）

> 了解规则的蜂窝状上皮下毛细血管网和规则的集合微静脉〔a regular honeycomb-like subepithelial capillary network (SECN) pattern with presence of a regular collecting venule (CV) pattern〕的实际图像如**图1**所示。

通过 NBI 联合放大内镜观察可见的微血管是毛细血管（capillary）和集合微静脉（CV）。各个毛细血管的形态呈深焦茶色的正多边形（regular polygon，正五边形或正六边形）。它们在上皮下反复吻合，形成规则的蜂窝状毛细血管网（regular honeycomb-like SECN pattern）。毛细血管网灌流到蓝色的集合微静脉（CV）。

②表面微细结构（S）

> 了解规则的类圆形的腺开口部和类圆形的腺窝边缘上皮〔a regular oval crypt-opening (CO) pattern plus a regular oval marginal crypt epithelium (MCE) pattern〕的实际图像如**图1**所示。

通过 NBI 联合放大内镜观察表面微细结构（S）是腺窝开口部（CO）、小凹边缘上皮（MCE）、窝间部（intervening part，IP）。白色半透明的类圆形小凹边缘上皮（MCE）环绕焦茶色的类圆形腺窝开口部（CO）。小凹和小窝之间为窝间部（IP）。

另外，当联合靛胭脂染色法进行白光放大观察时，就可以看到类圆形的腺窝开口部（CO）。

③微血管结构和表面细微结构的关系（VS）

类圆形的小凹边缘上皮（MCE）环绕焦茶色的类圆形的腺窝开口部（CO），在其周围包围着窝间部上皮下的多边形毛细血管（血管内上皮模式，**图1**）。

（2）解剖学表现和组织学表现

①微血管结构（V）

通过对胃底腺黏膜的血管铸型的扫描电子显微镜图像（**图2**）进行的研究，明确了胃底腺黏膜的微血管结构（V）。从沿着黏膜下层走行的微动脉（submucosal arterioles）马上分支成毛细血管（capillary），这些毛细血管贯穿黏膜肌层，从黏膜固有层深部的腺底部如环绕腺管周围样反复互相吻合，向黏膜表层分布。然后，在上皮下形成蜂窝状的毛细血管网（regular honeycomb-like

图2 关于正常胃底腺黏膜的微血管结构（V）的解剖学表现。采用血管铸型的扫描电子显微镜图像

a 黏膜下层方面（大鼠）。在黏膜下层分支的微动脉（A）和微静脉（V）平行走行。在这些间隙中，观察到网状的黏膜深层的毛细血管网（白色箭头所指）。Bar＝1mm。

b 黏膜内的垂直断面（大鼠）。毛细血管在垂直方向（白色箭头所指）反复吻合，同时向黏膜管腔表面走行。Bar＝100μm。

c 管腔侧的微血管图像（人）。多边形的毛细血管环绕小凹般整齐排列。Bar＝100μm。

d 来自管腔侧的毛细血管和集合微静脉（大鼠）。显示从毛细血管向集合微静脉（CV）灌流的部位（D）和集合微静脉沿着黏膜内走行并向黏膜下层的静脉（SMV）灌流的血管结构图像。Bar＝175μm。

〔**a，b，d**：转载自 "Gannon B, et al. The microvascular architecture of the glandular mucosa of rat stomach. J Anat 135：667-683, 1982"；**c**：转载自 "Gannon B, et al. Mucosal microvascular architecture of the fundus and body of human stomach. Gastroenterology 86：866-875, 1984"〕

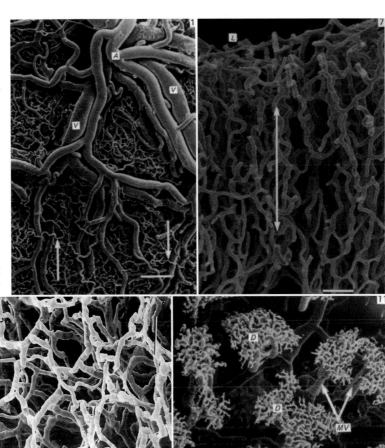

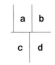

a	b
c	d

SECN），在上皮下表层注入集合微静脉（CV）。CV 沿着黏膜固有层斜向下行，灌流到黏膜下层的微静脉（submucosalvenules）。

②表面微细结构（S）

在胃底腺黏膜的 HE 染色图像（**图3**）中，由于光不能到达腺颈部以下的部分，因此对小凹上皮部进行了记述。特征是胃底腺黏膜的小凹与黏膜表面垂直走行。虽然在组织学上窝间部（IP）的被覆上皮（surface epithelium, SE）和环绕小凹的上皮（crypt epithelium）都是同样的小

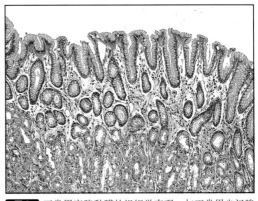

图3 正常胃底腺黏膜的组织学表现。与正常胃幽门腺黏膜相比较，小凹边缘上皮和小凹在垂直方向上走行，窝间部狭窄，小凹的密度也高

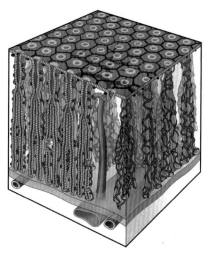

图4 正常胃底腺黏膜的微血管结构与表面微细结构的关系（VS）

〔转载自 "Muto M, et al. Magnifying endoscopy simple diagnostic algorithm for early gastric cancer（MESDA-G）. Dig Endosc 28：379–393, 2016"〕

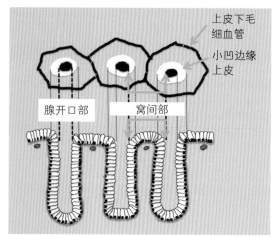

图5 正常胃底腺黏膜的放大内镜表现和表层部组织学表现的对比。CO：腺开口部；IP：窝间部；SEC：上皮下毛细血管；MCE：小凹边缘上皮

〔转载自 "八尾建史. NBI 併用胃拡大内視鏡所見の成り立ち. 胃拡大内視鏡. 日本メディカルセンター，pp 75–87, 2009"〕

凹上皮（foveolar epithelium），但在 NBI 联合放大内镜观察能否可见这一点上有所不同。

因此，分为窝间部（IP）的被覆上皮（SE）和小凹的边缘，即小凹边缘上皮（MCE）。

③微血管结构与表面微细结构的关系（VS）

综合了**图2**、**图3**表现的图像如**图4**所示。为小凹边缘上皮（MCE）存在于被类圆形上皮下毛细血管（SEC）包围内部的"血管内上皮模式"。

（3）放大内镜表现与组织学表现的对比如**图5**所示。

2. 正常胃幽门腺黏膜

（1）放大内镜表现

①微血管结构（V）

> 了解规则的螺旋状或网状的上皮下毛细血管网（CV 通常不可见）〔a regular coil-shaped or reticular SECN pattern with absence of a regular CV pattern〕的实际图像如**图6**所示。

通过 NBI 联合放大内镜观察可见的微血管大多只是毛细血管（capillary），集合微静脉（CV）很少能看到。各个毛细血管的形态为呈浓焦茶色的螺旋状的袢（coil-shaped openloop）。虽然在解剖学上已经证明它们在上皮下反复进行吻合，但在上皮下吻合的毛细血管很少能可视化。有时在上皮下吻合的毛细血管会呈网状（reticular pattern）。

②表面微细结构（S）

> 了解规则的弧状或多边形小凹边缘上皮（a regular curved or polygonal MCE pattern）的实际图像如**图6**所示。

通过 NBI 联合放大内镜观察被可视化的表面细微结构（S）为弧形或多边形的小凹边缘上皮（MCE）和被小凹上皮环绕的窝间部（IP）。焦茶色的腺窝开口部（CO）很少被可视化。

另外，当进行联合靛胭脂染色法的白光放大观察时，可以观察到沟状的腺窝开口部（groove-like CO）。

③微血管结构和表面微细结构的关系（VS）

在被白色半透明的弧状或多边形的小凹边缘上皮（MCE）包绕的窝间部（IP）的被覆上皮（SE）下存在螺旋状毛细血管（上皮内血管模式，**图6**）。

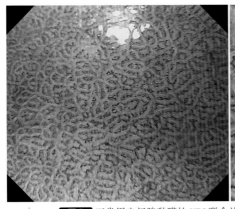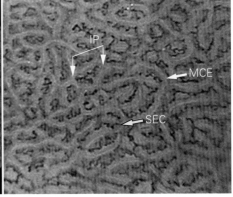

<table>
<tr><td>a</td><td>b</td></tr>
</table>

图6 正常胃幽门腺黏膜的 NBI 联合放大内镜图像

a 最大倍率。V：规则的螺旋状或网状上皮下毛细血管网（CV 通常不可见）[a regular coil-shaped or reticular SECN pattern with absence of a regular CV pattern（黄色箭头所指）]；S：规则的弧状或多边形的小凹边缘上皮（a regular curved or polygonal MCE pattern）（白色箭头所指）。

b 解剖学成分。SEC：上皮下毛细血管；MCE：小凹边缘上皮；IP：窝间部。

〔转载自 "Yao K. Clinical Application of Magnifying Endoscopy with Narrow-Band Imaging in the Stomach. Clin Endosc 48：481-490, 2015"〕

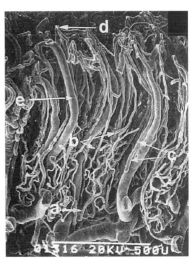

图7 关于正常胃幽门腺黏膜的微血管结构（V）的解剖学表现。采用血管铸型的扫描电子显微镜图像（垂直方向的截面）。箭头 a：营养黏膜深层毛细血管的小微动脉；箭头 b：黏膜深层的毛细血管网和上皮下的毛细血管网的联系；箭头 c：直接分支为上皮下毛细血管的微动脉；箭头 d：灌流到微静脉表层的毛细血管；箭头 e：集合微静脉。Bar＝500μm

〔转载自 "Prokopiw I, et al. The microvascular anatomy of the canine stomach. A comparison between the body and the antrum. Gastroenterology 100：638-647, 1991"〕

（2）解剖学表现和组织学表现

①微血管结构（V）

通过对胃幽门腺黏膜的血管铸型的扫描电子显微镜图像（**图7**）进行的研究，阐明了胃幽门腺黏膜的微血管结构（V）。与胃底腺黏膜不同，胃幽门腺黏膜固有层内的毛细血管并不是全部来自黏膜下层的微动脉在黏膜肌层正下方的分支。毛细血管的一部分虽然从黏膜肌层正下方的微动脉立即分支，分布于黏膜固有层，但微动脉的一部分贯穿黏膜肌层，在黏膜固有层内过渡到毛细血管。黏膜内毛细血管的密度与胃底腺黏膜相比较为稀疏。这些毛细血管与胃底腺黏膜一样，在黏膜固有层内反复进行吻合，到达上皮下，分布于窝间部（IP）的被覆上皮（SE）下。推测通过放大内镜观察时其呈螺旋状。这种毛细血管不是在上皮正下方，而是向存在于黏膜固有层内稍深的部位的 CV 灌流。在胃幽门腺黏膜中，由于 CV 存在于比较深的部位，因此推测无法通过放大内镜观察。

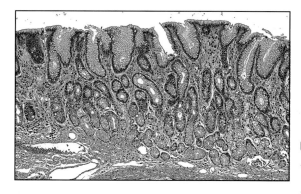

图8 正常胃幽门腺黏膜的组织学表现。与正常胃底腺黏膜相比，小凹边缘上皮和小凹斜向走行，窝间部较宽，小凹的密度较低

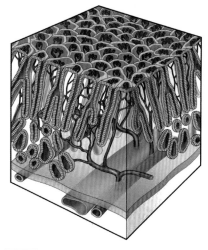

图9 正常胃幽门腺黏膜的微血管结构和表面微细结构（VS）的关系
〔转载自 "Muto M, et al. Magnifying endoscopy simple diagnostic algorithm for early gastric cancer（MESDA-G）. Dig Endosc 28：379-393, 2016"〕

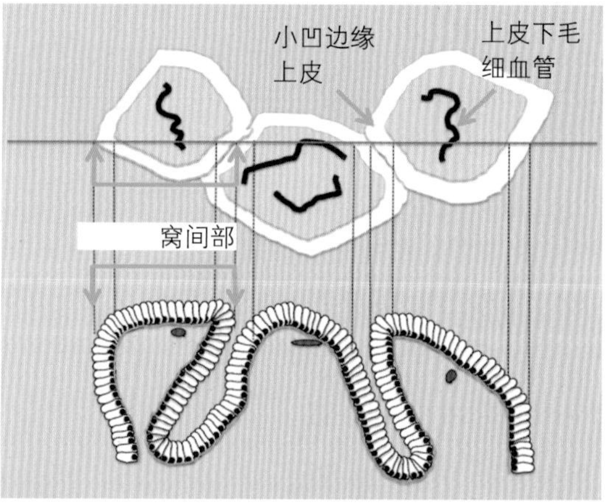

小凹边缘上皮

上皮下毛细血管

窝间部

图10 正常胃幽门腺黏膜的放大内镜表现和表层部组织学表现的对比。IP：窝间部；MCE：小凹边缘上皮；SEC：上皮下毛细血管
〔转载自 "八尾建史. NBI 併用胃拡大内視鏡所見の成り立ち. 胃拡大内視鏡. 日本メディカルセンター, pp 75-87, 2009"〕

②表面微细结构（S）

在胃幽门腺黏膜的 HE 染色图像（**图8**）中，由于光不能到达腺颈部以下的部分，因此仅对小凹上皮部进行了描述。与胃底腺黏膜的最大区别是小凹与黏膜不是垂直方向，而是向斜方向走行，小凹边缘上皮（MCE）也斜向排列。特征是窝间部（IP）比胃底腺黏膜更宽。由于小凹没有向垂直方向走行，所以与胃底腺黏膜不同，通过 NBI 联合放大内镜观察可见小凹边缘上皮（MCE）作为白色半透明的带状结构，但焦茶色的腺窝开口部（CO）不可见。

并且，在胃幽门腺黏膜中，被沟状小凹包围的窝间部（IP）的被覆上皮（SE）下间质的特征是比胃底腺黏膜的更宽。

③微血管结构与表面微细结构的关系（VS）

综合了**图7**、**图8**表现的插图如**图9**所示，即多边形小凹边缘上皮（MCE）内部存在上皮下毛细血管（SEC）的"上皮内血管模式"。

（3）放大内镜表现与组织学表现的对比如**图10**所示

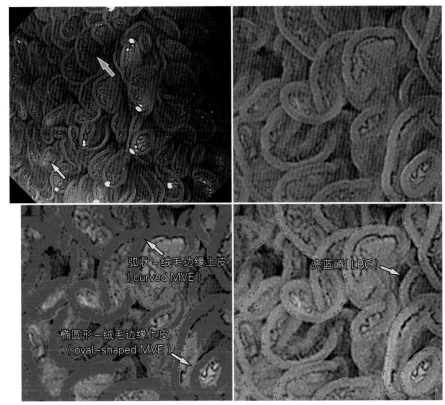

弧状−绒毛边缘上皮
（curved MVE）

亮蓝嵴（LBC）

椭圆形−绒毛边缘上皮
（oval−shaped MVE）

a	b
c	d

图11 正常十二指肠黏膜的 NBI 联合放大内镜图像

a 最大倍率。V：有规则的链状绒毛上皮下毛细血管网（黄色箭头所指）和 1 根绒毛微静脉（蓝色箭头所指）（regular leash-like V-SECN pattern with a single villus venule）；S：规则性弧状或类圆形的绒毛边缘上皮（regular curved-or oval-shaped MVE）。
b 使用 NBI 联合放大内镜浸水观察技术（water immersion technique）得到的正常十二指肠黏膜的图像。
c 绒毛边缘上皮（MVE）的形态。
d LBC。浸水观察时易于辨识 LBC。

正常十二指肠黏膜的放大内镜表现和组织学表现的对比

1. 放大内镜表现

①微血管结构（V）

> 了解规则的链状绒毛上皮下毛细血管网和 1 根绒毛微静脉 [regular leash-like villus subepithelial capillary network（V-SECN）pattern with a single villus venule] 的实际图像如**图11**所示。

在正常十二指肠的各个绒毛中可观察到规则的链状绒毛上皮下毛细血管网（leash-like V-SECN pattern）。从侧面观察绒毛时，可以观察到 V-SECN 灌流到始于绒毛上部的微静脉的表现。

②表面微细结构（S）

> 了解规则的弧状或类圆形的绒毛边缘上皮 [regular curved-or oval-shaped marginal villus epithelium（MVE）] 的实际图像如**图11**所示。

主要由被扫描成白色带状的绒毛边缘上皮（MVE）构成。腺窝的开口部由于位于绒毛的起始部的深部，因此在正常的十二指肠黏膜上不可见。一般来说，根据观察的方向不同绒毛边缘上皮（MVE）的形态不同：当从黏膜面垂直方向观察时，呈类圆形（round）～ 椭圆形（oval）；

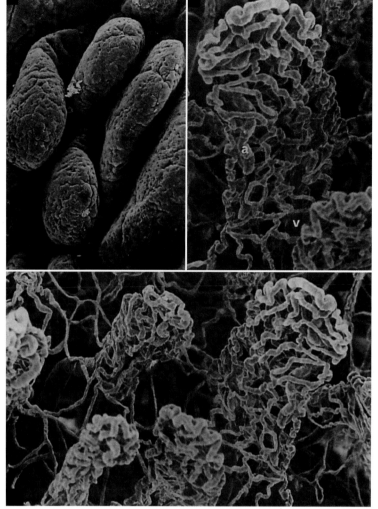

a | b

c

图12 正常十二指肠黏膜的扫描电子显微镜图像

a 人绒毛上皮表面。绒毛的形态为从手指状到叶状的多种。

b 绒毛的血管铸型。a：绒毛尖端部的直接营养毛细血管的微动脉；V：绒毛上部的微静脉的起始部。

c 绒毛的血管铸型。绒毛起始部的毛细血管与围绕腺窝的指环状毛细血管网连接。

〔转载自 "Casley-Smith JR, et al. Intestinal microcirculation：spatial eds. Physiology of the Intestinal Circulation. Raven, New York, pp 9–31, 1984"〕

从斜向观察时，呈弧状（curved）。被绒毛边缘上皮（MVE）环绕的绒毛的形态一般呈叶状（leaf-like）～指状（finger-like）形态，偶尔呈嵴状（ridge-like）。在浸水观察时，绒毛会随着水流摇摆不定，这也是正常绒毛的形态学特征。

因观察的方向不同而表现不同，但在正常十二指肠的绒毛边缘上皮（MVE）的边缘，一定能够观察到亮蓝嵴（light blue crest, LBC）。该现象被推测为是吸收上皮表面的微绒毛反射 NBI 所采用的中心波长为 415nm 的短波长光的现象。

③微血管结构与表面微细结构的关系（VS）

在十二指肠中，被绒毛边缘上皮（MVE）环绕的绒毛内上皮正下方存在毛细血管网，形成

lesh-like V-SECN。

2.解剖学表现和组织学表现

由于没有记载单纯十二指肠的微血管结构（V）的报道，为方便起见，引用了相关文献（**图12**）。

①微血管结构（V）

黏膜的血流是由黏膜下层的动脉丛分支的微动脉供给的。每根微动脉供应对应的绒毛或一组（Lieberkuhn）肠腺隐窝。

通向绒毛的微动脉不在绒毛中心部的黏膜固有层内分支，而直接到达绒毛的最顶端。然后在绒毛的顶端像喷水一样分支，在上皮正下方形成链状的毛细血管网（V-SECN）。并且，这种毛

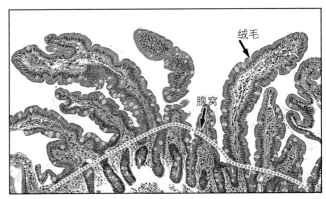

图13 正常十二指肠黏膜的组织学表现

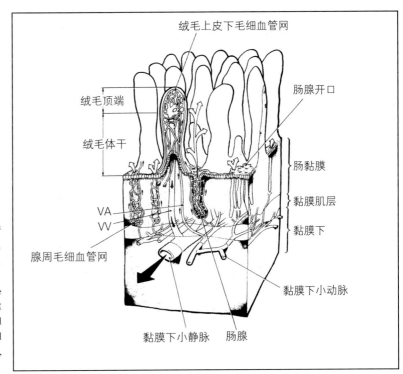

图14 正常十二指肠黏膜的微血管
结构和表面微细结构（VS）的关系。
VA：小动脉绒毛（villus arteriole）；
VV：小静脉绒毛（villus venule）
〔转载自 "Gannon B. The vasculature
and lymphatic drainage. Whitehead R
(ed). Gastrointestinal and Oesophageal
Pathology, 2nd ed. Churchill
Livingstone, Edinburgh, pp 129–199,
1995"〕

细血管网一直下行至绒毛的起始部，在途中回流
至始于绒毛内上部的对应的微静脉。V-SECN 的
密度在绒毛顶端高，在基底部低。绒毛基底部的
毛细血管与环绕腺窝的毛细血管网相连。腺窝从
黏膜肌层正上方的微动脉分支，以及从包围腺窝
的密集的毛细血管网（peri cryptal capillary
network）接受供血。并且，这些毛细血管网与
围绕在绒毛间的腺窝开口部（CO）的毛细血管

网相连。
②表面微细结构（S）
　　正常十二指肠黏膜的组织学表现如**图13**所
示。上皮由绒毛边缘上皮（MVE）环绕的细长
绒毛和存在于绒毛基部的 Lieberkuhn 肠腺隐窝
组成。扫描电子显微镜图像如**图12**所示。绒毛
的形态多种多样，主要呈叶状至指状（**图12a**）。

③微血管结构与表面微结构的关系（VS）如**图14**所示

结语

正如本文所概述的那样，现代的放大内镜可以将人体血管的最小单位——毛细血管和上皮结构等黏膜的解剖学构成清晰地展示出来。因此，在描述放大内镜表现时，不应创造新的术语，重要的是使用现有的解剖学术语。

另外，本文使用了所引用文献中已经使用的解剖学术语。

参考文献

[1] Yao K, Oishi T. Microgastroscopic findings of mucosal micro-vascular architecture as visualized by magnifying endoscopy. Dig Endosc 13：S27–33, 2001.

[2] Yao K. Gastric microvascular architecture as visualized by magnifying endoscopy：body and antral mucosa without pathologic change demonstrate two different patterns of microvascular architecture. Gastrointest Endosc 59：596–597, 2004.

[3] 八尾建史. 正常胃粘膜像の拡大内視鏡所見. 胃拡大内視鏡. 日本メディカルセンター, pp 31–35, 2009.

[4] 八尾建史. NBI併用拡大内視鏡の臨床効果. 胃拡大内視鏡. 日本メディカルセンター, pp 101–103, 2009.

[5] 八尾建史. II章 胃・十二指腸－アトラス：正常像. 武藤学, 八尾建史, 佐野寧（編）. NBI内視鏡アトラス. 南江堂, pp 118–123, 2011.

[6] Yao K. Clinical Application of Magnifying Endoscopy with Narrow–Band Imaging in the Stomach. Clin Endosc 48：481–490, 2015.

[7] Gannon B. The vasculature and lymphatic drainage. Whitehead R（ed）. Gastrointestinal and Oesophageal Pathology, 2nd ed. Churchill Livingstone, Edinburgh, pp 129–199, 1995.

[8] Gannon B, Browning J, O' Brien P. The microvascular architecture of the glandular mucosa of rat stomach. J Anat 135：667–683, 1982.

[9] Gannon B, Browning J, O' Brien P, et al. Mucosal microvascular architecture of the fundus and body of human stomach. Gastroenterology 86：866–875, 1984.

[10] 八尾建史. NBI併用胃拡大内視鏡所見の成り立ち. 胃拡大内視鏡. 日本メディカルセンター, pp 75–87, 2009.

[11] Muto M, Yao K, Kaise M, et al. Magnifying endoscopy simple diagnostic algorithm for early gastric cancer（MESDA–G）. Dig Endosc 28：379–393, 2016.

[12] Prokopiw I, Hynna–Liepert TT, Dinda PK, et al. The microvascular anatomy of the canine stomach. A comparison between the body and the antrum. Gastroenterology 100：638–647, 1991.

[13] Kanzaki H, Uedo N, Ishihara R, et al. Comprehensive investigation of areae gastricae pattern in gastric corpus using magnifying narrow band imaging endoscopy in patients with chronic atrophic fundic gastritis. Helicobacter 17：224–231, 2012.

[14] Badreldin R, Barrett P, Wooff DA, et al. How good is zoom endoscopy for assessment of villous atrophy in coeliac disease? Endoscopy 37：994–998, 2005.

[15] Uedo N, Ishihara R, Iishi H, et al. A new method of diagnosing gastric intestinal metaplasia：narrow–band imaging with magnifying endoscopy. Endoscopy 38：819–824, 2006.

[16] Casley–Smith JR, Gannon BJ. Intestinal microcirculation：spatial eds. Physiology of the intestinal circulation. Raven, New York, pp 9–31, 1984.

Summary

Magnified Endoscopic Findings of Normal Gastroduodenal Mucosa and Their Correlation to Micro-anatomy

]Kenshi Yao[1], Takao Kanemitsu[2], Akinori Iwashita[3]

Here, we report the typical magnified endoscopic findings of normal gastroduodenal mucosa and describe the nature of each endoscopic finding in relation to anatomical findings.

Regarding normal gastric fundic gland mucosa, the microvasculature showed a regular honeycomb-like subepithelial capillary network（SECN）pattern with the presence of a regular collecting venule（CV）pattern. The microsurface structure showed a regular oval crypt-opening（CO）pattern alongside a regular oval marginal crypt epithelium（MCE）pattern. Regarding normal gastric pyloric gland mucosa, the microvasculature showed a regular coil-shaped or reticular SECN pattern with the absence of a regular CV pattern. The microsurface structure showed a regular curved-or polygonal MCE pattern. Regarding normal duodenal mucosa, the microvasculature was composed of a regular leash-like villus-SECN（V-SECN）pattern with a single villus venule. The microsurface comprised of regular curved-or oval-shaped marginal villus epithelium（MVE）. All magnified endoscopic findings were closely related with anatomical structures demonstrated using scanning electron microscopy of vascular casts and mucosal surface as well as with histological findings.

Considering that modern magnifying endoscopes possess sufficient resolving power for the visualization of micro-anatomical components, it is essential to employ accurate anatomical terms during the analysis of magnified endoscopic findings.

[1] Department of Endoscopy, Fukuoka University Chikushi Hospital, Chikushino, Japan.

[2] Department of Gastroenterology, Fukuoka University Chikushi Hospital, Chikushino, Japan.

[3] Department of Pathology, Fukuoka University Chikushi Hospital, AII Research Institute of Pathology & Image Diagnosis, Chikushino, Japan.

慢性胃炎黏膜(肠上皮化生)的放大内镜表现

大森 正泰[1]

上堂 文也

中川 健太郎

岩上 裕吉

松野 健司

井上 俊太郎

岩坪 太郎

中平 博子

松浦 伦子

七条 智圣

前川 聪

金坂 卓

山本 幸子

竹内 洋司

东野 晃治

石原 立

摘要●是否存在慢性胃炎和肠上皮化生的诊断对胃癌的风险分级十分重要。另外，对癌疑似病变的鉴别诊断和癌的边界诊断有关的背景黏膜的观察结果也很重要。目前，有很多基于通过放大观察可以辨识的微血管和表面微细结构的胃炎分类的报道。虽然在没有感染幽门螺杆菌的正常胃底腺黏膜中可以观察到小凹型（foveola type）的结构，但在萎缩、肠上皮化生严重的慢性胃炎黏膜中则可见有沟槽形（groove type）的黏膜。另外，本文报道了对肠上皮化生的NBI 联合放大观察中，关于亮蓝嵴（LBC）、白色不透明物质（WOS）、边缘透光带（marginal turbid band）、嵴状 / 绒毛状结构（ridge/villous pattern）等的相关知识。

关键词　慢性胃炎　肠上皮化生　放大内镜

[1] 大阪国际がんセンター消化管内科
〒541-8567 大阪市中央区大手前 3 丁目 1-69

前言

众所周知，在伴有因幽门螺杆菌（*Helicobacter pylori*）慢性感染而发生的慢性胃炎、肠上皮化生时，发生胃癌的风险增高。为了对胃癌风险进行分级，日本制订了胃炎的京都分类，欧洲则提倡根据活检组织病理学诊断胃炎评估的操作流程（operative link of gastritis assessment，OLGA）、胃黏膜肠化生评估的操作流程（operative link on gastric intestinal metaplasia assessment，OLGIM）。在内镜检查时，不仅是对局部病变的诊断，对于从背景黏膜的慢性胃炎和萎缩的程度以及肠上皮化生的存在和分布来判断胃癌的风险也是很重要的。在本文中概述了对于慢性胃炎、肠上皮化生采用放大内镜的影像诊断。

方法

使用 PubMed 检索 MEDLINE 数据库中 2018年 7 月以前的日文或英文文献。检索式为："magnifying endoscopy"［All Fields］or "magnifying"［All Fields］or "magnification"［All Fields］or "magnified"［All Fields］or "zoom"［All Fields］or "ME-NBI"［All Fields］or "M-NBI"［All Fields］or "narrow band imaging"

表1 慢性胃炎黏膜的胃体部的放大内镜表现和分类一览表

	八木等（2007），Kawamura等（2011）	B-0	B-1	B-2	B-3	A-1	A-2
微血管结构分类	Yagi等（2002）	RAC+	RAC −				
	Nakagawa等（2003），Yang等（2003）	规则	不规则/模糊·消失				
表面微细结构分类	榊等（1980）	A			B	C	D
	Yang等（2003）	A（圆点状）			B（短棒状）	C（分岔）	D（网状）/E（绒毛状）
	Anagnostopoulos等（2007）	1型	2型	3型		4型	
	Bansal等（2008）	圆形				脊状/绒毛状	
	Tahara等（2009）	正常	1型		2型	3型	
	Kanzaki等（2012）	小凹（foveola）				腺沟（groove）	

[All Fields] or "blue laser imaging" [All Fields] or "BLI" [All Fields] or "NBI" [All Fields] or "linked color imaging" [All Fields] or "LCI" [All Fields] or "auto fluorescence imaging" [All Fields] or "AFI" [All Fields]] AND ["gastritis" [All Fields] or "Helicobacter pylori" [All Fields] or "H. pylori" [All Fields] or "HP" [All Fields] or "intestinal metaplasia" [All Fields] or "IM" [All Fields]]。在检索到的447篇文献中，筛选出探讨关于慢性胃炎、肠上皮化生的内镜观察的诊断能力的文献，并明确使用放大内镜的文献，剔除综述后选出了44篇文献。并且，为了不遗漏相关文献，一部分通过手工检索完成。

慢性胃炎、幽门螺杆菌感染性胃炎的放大内镜表现

1. 白光放大内镜

1978年榊等报道了通过纤维镜观察的胃黏膜的放大内镜表现以后，胃黏膜的微血管结构和表面微细结构的分型被报道（表1）。Nakagawa等关注胃黏膜的微血管结构，根据放大观察对静脉的形态进行了分类。其中规则模式（regular pattern）相当于在幽门螺杆菌阴性的正常胃底腺黏膜中可见的集合微静脉的规则排列（regular arrangement of collecting venules，RAC），通过已感染幽门螺杆菌及未见组织病理学的胃炎和辨识其他不规则模式（irregular pattern）、模糊模式（obscured pattern），判定组织病理学的萎缩是有可能的。Kim等基于胃前庭部的表面微细结构，提出非平坦型的表面结构和呈不规则的粗大颗粒状和绒毛/乳头状的黏膜结构与组织病理学的胃炎良好相关。

Yagi等根据胃体部的放大观察表现，结合微血管结构及表面微细结构的变化，制作了细化后的Z分类，确认了与组织病理学的炎症及幽门螺杆菌感染的相关性。之后，将进行性萎缩黏膜和胃前庭部的放大表现融合到该分类中，提出了A-B分类，将慢性胃炎的放大内镜表现进行了体系化。在该分类中，组织病理学的炎性细胞浸润和萎缩的程度、肠上皮化生的程度可以根据内镜表现进行判断（图1）。

国外也开始报道，通过采用放大内镜表现对胃黏膜表面微细结构进行分类，对于幽门螺杆菌感染性胃炎显示良好的诊断能力，与标准的内镜检查相比，放大内镜观察对于幽门螺杆菌感染性胃炎的诊断能力更强。

2. 图像增强观察(IEE)联合放大内镜

在图像增强观察（image enhanced endoscopy，

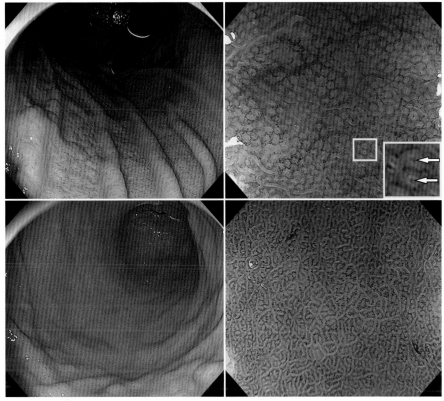

a	b
c	d

图1 未感染幽门螺杆菌的黏膜的内镜图像

a 胃体部小弯的常规内镜图像。

b 胃体部小弯的 NBI 联合放大内镜图像。见有上皮下毛细血管网包绕的圆形腺管开口。规则排列的集合静脉。右下的嵌入图是黄框部的放大图。

c 胃前庭部的常规内镜图像。

d 胃前庭部的 NBI 联合放大内镜图像。上皮通过沟状的腺开口分隔，呈规则的畦状表面结构，在窝间部可见上皮下毛细血管。

IEE）中，窄带成像（narrow band imaging, NBI）联合放大内镜观察的报道最多。放大观察的微血管结构和表面微细结构通过 NBI 被增强，可以进行详细的观察。Tahara 等通过 NBI 联合放大观察，将胃体部的黏膜表现分为 4 类。当把能观察到规则的小圆形的小凹和上皮下毛细血管网的黏膜作为正常（normal），将其他的黏膜表现作为幽门螺杆菌感染阳性的表现时，灵敏度为95%，特异性为 82%；在对非萎缩黏膜的腺开口部的颜色的研究中，对于无暗斑表现的幽门螺杆菌感染的灵敏度和特异性分别为 79% 和 82%。此外，国外也有报道，NBI 联合放大观察有良好的诊断能力。

Kawamura 等采用将八木等的 A–B 分类修正为 NBI 联合放大观察用的改进的 A–B 分类（modified A–B classification）（**图2**），分析了各种胃疾病患者的背景胃黏膜。由于与萎缩和肠上皮化生相关的胃黏膜的微小表现在分化型胃癌患者的胃体部小弯黏膜中最多，在十二指肠溃疡的患者中少，由此提示，通过采用相同分类诊断背景黏膜的表面微细结构的分布差异，有可能进行癌的风险分级。

就胃体部黏膜的 NBI 联合放大表现和萎缩性胃炎的进展范围的相关性也进行了研究。Kanzaki 等采用 NBI 联合放大和靛胭脂染色联合放大观察了微细黏膜结构。将胃体部黏膜的微细黏膜结

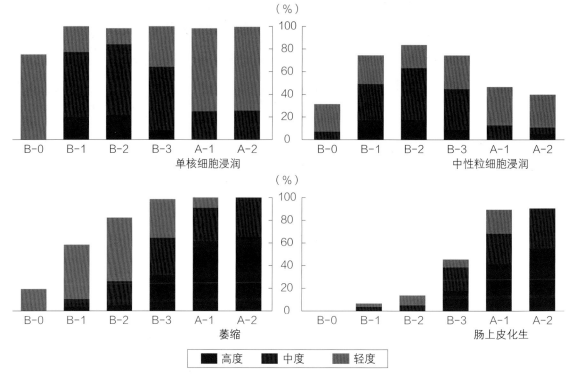

图2 NBI 联合放大观察中的微细黏膜结构和组织病理学表现的关系。显示出将微细黏膜结构分类的改进的 A-B 分类系统 (modified A-B classification system) 与基于新悉尼系统 (updated Sydney system) 的组织病理学胃炎有明显的相关性。modified A-B classification system 分类如下。B-0：在规则的上皮下毛细血管网 (subepithelial capillary network) 的中央部可见圆形的腺开口部。还可见海星状的 RAC。B-1：可见规则的或轻度不规则的 SECN 和圆形的腺开口部。观察不到集合静脉。B-2：可见圆形及沟状的腺开口部。观察不到正常的 SECN 和集合静脉。B-3：腺开口部扩张，沟也增加。观察不到正常的 SECN 和集合静脉。A-1：可以看到围绕细长的螺旋状毛细血管的畦状表面结构。A-2：螺旋状毛细血管不规则变窄，表面结构为绒毛状、颗粒状

〔转载自 "Kawamura M, et al. Topographic differences in gastric micromucosal patterns observed by magnifying endoscopy with narrow band imaging. J Gastroenterol Hepatol 26：477-483, 2011"，部分有改变〕

构根据腺窝开口部的形态和微血管表现大体分为小凹型 (foveola type，从点状到短线状的形态) 和凹槽型 (groove type，连续的沟状形态) 两类，分析了在胃体下部小弯处的组织病理学确诊的萎缩、肠上皮化生占高度 groove type 的胃黏膜的比例。研究结果显示，在胃体部的萎缩性胃炎范围较小的情况下，groove type 的黏膜仅散在于胃小区间沟，但伴随着萎缩性胃炎范围的扩大，位于胃小区间沟的 groove type 的黏膜增加，胃小区内的 foveola type 黏膜的比例下降。另外，Yamasaki 等研究了胃前庭部的黏膜微细结构与胃体部的萎缩性胃炎的进展之间的关系。伴随着胃体部的萎缩性胃炎的进展，在胃前庭部的胃小区内可见的白色绒毛的比例有增加的趋势。这些结果提示，胃体部以及胃前庭部的局部性放大内镜表现对于推测胃体部整体的萎缩性胃炎的进展是有用的。

3. NBI 以外的 IEE

通过 i-scan 联合放大观察的幽门螺杆菌感染的诊断能力，显示出比白光放大观察更高的特异性 (94%)，但灵敏度是相同的。关于联动成像 (linked color imaging, LCI)，在非放大观察中显示出良好的幽门螺杆菌感染性胃炎诊断能力，但通过放大观察未显示出诊断能力的提高。

4. 关于除菌后变化的放大内镜

Okubo 等报道，在幽门螺杆菌除菌前和除菌

表2 通过放大内镜对肠上皮化生的诊断结果

作者	年	国/地区	患者数	内镜	方法	观察部位	诊断指标	肠上皮化生	
								灵敏度（%）	特异性（%）
Tanaka 等	2006	日本	47	Olympus 公司，GIF-Q240Z	醋酸染色后白光	胃体部，胃前庭部	脑回型 / 绒毛型	100	77
Dinis-Ribeiro 等	2003	葡萄牙	136	Olympus 公司，GIF-Q240Z	亚甲蓝联合放大	胃体部，胃前庭部	亚甲蓝染色部位	76	87
Areia 等	2008	葡萄牙	42	Pentax 公司，EG-3430Z	亚甲蓝联合放大	胃体部，胃前庭部	亚甲蓝染色部位	76	89
Uedo 等	2006	日本	107	Olympus 公司，GIF-Q240Z	NBI 联合放大	胃前庭部	LBC	89	93
Bansal 等	2008	美国	47	Olympus 公司，GIF-Q240Z	NBI 联合放大	胃体部，胃前庭部	嵴状 / 绒毛状结构	80	100
Tahara 等	2009	日本	106	Olympus 公司，GIF-H260Z	NBI 联合放大	胃体部	螺旋状 / 波状的血管，以及边界清晰的椭圆 / 管状绒毛样结构	73	96
Pimentel-Nunes 等	2012	葡萄牙	85	Olympus 公司，GIF-H180	NBI 联合放大	胃体部，胃前庭部	管状绒毛状黏膜	90	81
Rerknimitr 等	2011	泰国	38	Olympus 公司，GIF-Q160Z	NBI 联合放大	胃前庭部	LBC 或绒毛状结构或 Large long crest	79	83
An 等	2012	韩国	47	Olympus 公司，GIF-H260Z	NBI 联合放大	胃体部	MTB	100	66
						胃体部	LBC	72	96
Savarino 等	2013	意大利	100	Olympus 公司，GIF-Q160Z	NBI 联合放大	胃体部，胃前庭部	LBC	80	96
Okubo 等	2014	日本	100	Olympus 公司，GIF-H260Z	NBI 联合放大	胃前庭部	LBC 以及嵴状 / 绒毛状结构	95	99
Liu 等	2014	中国	90	Olympus 公司，GIF-H260Z	NBI 联合放大	胃前庭部	LBC 或绒毛状结构	72	95
Sobrino-Cossío 等	2018	墨西哥	338	Olympus 公司，GIF-H180	NBI 联合放大	胃体部，胃前庭部	LBC	85	98
Kanemitsu 等	2017	日本	40	Olympus 公司，GIF-Q240Z，H260Z	NBI 联合放大	胃前庭部	WOS 单独	50	100
							LBC 或 WOS	88	94
So 等	2013	新加坡	64	Olympus 公司，GIF-FQ260Z	AFI＋NBI 联合放大	胃体部，胃前庭部	在 AFI 中可见与周围黏膜的颜色变化，且在 NBI 联合放大中可见 LBC 以及嵴状 / 绒毛状结构	68	23
Chen 等	2018	中国	100	FUJIFILM 公司，EG-L590ZW	BLI 联合放大	胃体部，胃前庭部	LBC	89	97

AFI：自体荧光成像（autofluorescence imaging）；LBC：亮蓝嵴（light blue crest）；MTB：边缘透光带（marginal turbid band）；WOS：白色不透明物质（white opaque substance）。

12 周后，比较胃底腺黏膜的腺开口部的放大表现，在除菌前呈增大 / 线状形态的腺开口部变化为小椭圆 / 针孔状的圆形，腺开口部周围的不规则的毛细血管的密度也减少了。根据这些变化确定除菌成功的诊断能力良好，灵敏度为 83%，特异性为 100%。另外，胃前庭部的不规则的粗大颗粒状和绒毛 / 乳头状黏膜被认为是提示除菌失败的表现。Yagi 等报道，通过采用 NBI 联合

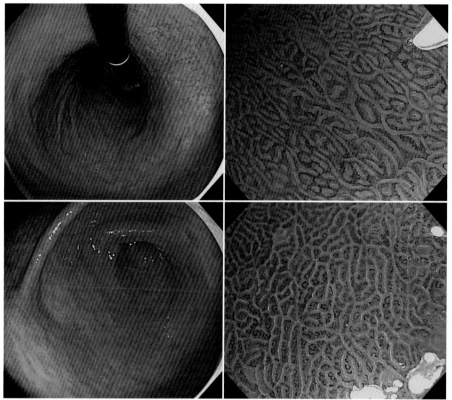

<table>
<tr><td>a</td><td>b</td></tr>
<tr><td>c</td><td>d</td></tr>
</table>

图3 感染幽门螺杆菌的黏膜的内镜图像

a 胃体部小弯的常规图像。

b 胃体部小弯的 NBI 联合放大图像。腺开口部呈细长线状或畦状变化，上皮下毛细血管环绕小凹边缘上皮的小凹型（foveola type）和小凹边缘上皮包围上皮下毛细血管的沟槽形（groove type）的黏膜混杂在一起。没有观察到集合静脉。

c 胃前庭部的常规图像。

d 胃前庭部的 NBI 联合放大图像。显示畦状的表面微细结构，与沟状的腺开口部一致，观察到 LBC。

放大观察，可以进行包括除菌病例在内的幽门螺杆菌感染的高精度诊断。

肠上皮化生的放大内镜表现（表2）

1. 白光放大内镜

在白光放大观察中，肠上皮化生黏膜的小凹的形状有近六成呈绒毛状，在联用醋酸的研究中，全部的肠上皮化生均呈脑回状 / 绒毛状。

2. 亚甲蓝联合放大内镜

肠上皮化生具有吸收上皮，用亚甲蓝染色可染成蓝色。在亚甲蓝联合放大观察中，组织病理学的肠上皮化生的诊断能力为灵敏度 76%，特异性 87%，结果良好；在多中心研究中也重复出同等程度的诊断能力。但也有报道称，即使在亚甲蓝染色基础上进行放大观察，也未见提高效果。另外，由于亚甲蓝染色内镜前处理的繁杂性和喷洒非常麻烦等原因，还没有得到普及。

3. NBI联合放大内镜

据报道，NBI 联合放大观察对肠上皮化生的诊断有用。与白光放大观察的比较，也显示出 NBI 联合放大观察的优越性，是目前诊断肠上皮化生的最佳方法（**图3**）。

亮蓝嵴（light blue crest，LBC）是 NBI 联合

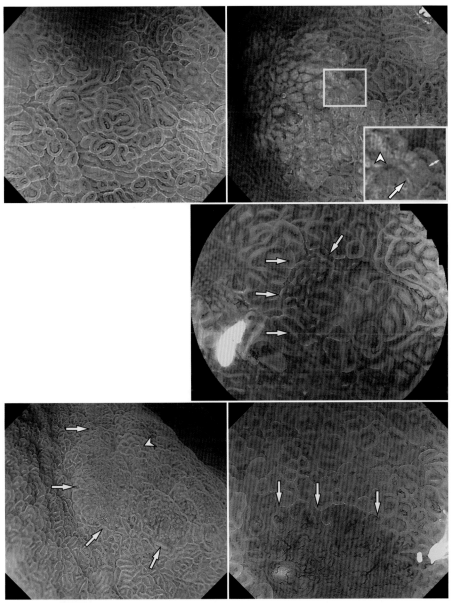

a	b
	c
d	e

图4 肠上皮化生的放大观察图像

a 胃体部的肠上皮化生的 NBI 联合放大图像。黏膜整体为 groove type 的黏膜。沿着小凹边缘上皮的边缘，可以确认线状的蓝白色发光的线（LBC）。

b 胃前庭部的肠上皮化生的 NBI 联合放大图像。可见 LBC（白色箭头所指）、小凹边缘上皮的白浊（MTB，黄色箭头所指），同时在窝间部可见 WOS（白色箭头所指），未能辨识上皮下毛细血管。右下的嵌入图是黄框部分的放大图。

c 胃体部的肠上皮化生的 BLI 联合放大图像。BLI 也使 410 nm 的短波长光成分增强，可以辨识 LBC（画面中央部黄色箭头所指）。

d 胃体部小弯的早期胃癌的 NBI 联合放大图像（低倍放大）。在胃癌周围发现 LBC 阳性的肠上皮化生，LBC 被中断的线与癌的边界一致（黄色箭头所指）。另外，在癌的内部也可以观察到少量 LBC（黄色箭头所指）。

e 胃体部前壁的早期胃癌的 NBI 联合放大图像（高倍放大）。和 **d** 一样，在癌的边界LBC 被中断（黄色箭头所指）。

放大观察中在上皮表面观察到的蓝白色光的线。这种变化是由于在组织病理学上呈 CD10 阳性的肠吸收性上皮表面的刷状缘产生的反射光（图 4a）。据报道，LBC 的组织病理学的肠上皮化生的诊断能力为灵敏度 89%，特异性 93%，在包括除日本外的国家研究在内的 Meta 分析中，对于肠上皮化生的良好诊断能力也得到确认。

白色不透明物质（white opaque substance，WOS）是指在窝间部可观察到的白色的不透明物质（图 4b）。这些物质被认为是肠上皮化生或肠型的胃肿瘤吸收并在上皮下蓄积的微小的脂肪滴。与 LBC 一样，作为反映肠型上皮表型的表现是很重要的。WOS 对肠上皮化生的诊断是灵敏度低（50%）、特异性高（100%）的表现，当结合 WOS 和 LBC 这二者时，对肠上皮化生的诊断的灵敏度提高（为 88%）。另外，在除菌后的病例中，由于胃内 pH 降低，在肠上皮化生黏膜中 WOS 的出现率（灵敏度）降低。Saka 等研究了基于 LBC 和 WOS 放大内镜表现和组织病理学的胃癌的风险等级分类法 OLGIM staging system 之间的相关性，基于 OLGIM 和基于 NBI 联合放大观察的风险等级分类的一致率为 89%，提示了通过放大内镜观察进行胃癌风险分级的可能性。

边缘透光带（marginal turbid band，MTB）被定义为小凹边缘上皮的带状白浊（图 4b），据报道其对于组织病理学上的肠上皮化生的诊断能力为灵敏度 100%，特异性 66%。

Bansal 等报道，将在 NBI 联合放大观察中可观察到的嵴状、绒毛状的表面微细结构作为 ridge/villous pattern，这是在肠上皮化生黏膜中高概率出现的现象。这个所见与八木等的 A–B 分类中的 B-3、A-1、A-2 和 Kanzaki 等分类的 groove 型的黏膜基本一致。Okubo 等报道，ridge/villous pattern 或 LBC 对于组织病理学上的肠上皮化生的诊断能力极佳（灵敏度 95.2%，特异性 98.7%）。还有多篇着眼于嵴状、绒毛状的微细表面结构的类似研究的报道，认为是在肠上皮化生黏膜的特征性表现。

另外，还有报道称，通过自体荧光成像（autofluorescence imaging，AFI）和 NBI 联合放大观察联用，组织学的肠上皮化生的诊断能力比白光观察明显提高（灵敏度 89%，特异性 92%）。

4. BLI 联合放大内镜

与 NBI 相同的窄带光观察法——蓝激光成像（blue laser imaging，BLI）虽然是将 410 nm 的短波长光用于照射光，但同样可辨识在 NBI 中作为短波长光（400～430 nm）的反射光可观察到的 LBC（图 4c，d）。在 BLI 中观察到的 LBC，对于组织病理学上的肠上皮化生的灵敏度和特异性分别为 89% 和 97%，显示出良好的诊断能力，明显优于白光非放大观察。

5. 病变周围黏膜的放大内镜表现

不仅是对病变，对周围黏膜的特征性放大内镜表现也有多篇报道。Hamada 等详细观察了癌和肠上皮化生的病变边界区域的小凹边缘上皮和上皮下毛细血管的形态，发现在癌病变有小凹边缘上皮的融合和模糊化、不规则微血管向病变外的伸长和周围黏膜的上皮下毛细血管向病变内的伸入所见，提示这些表现可以用于肠上皮化生的鉴别。另外，Kanesaka 等报道，病变周围黏膜的小凹边缘上皮向病变内部呈多凸面分界线（multiple convex demarcation line，MDCL）的形状是良性凹陷型病变特异性高的表现。Tanaka 等认为，胃肿瘤的周围黏膜 85% 为肠上皮化生，边界诊断可以根据其微细表面结构的不同进行诊断。八尾等报道，当在背景黏膜上能观察到 LBC 时，CBC 的消失是协助判断肿瘤边界的重要（依据）指标（图 4）。

结语

通过内镜检查诊断慢性胃炎、肠上皮化生的意义在于胃癌风险分级的同时提高胃癌的诊断精度。特别是作为怀疑胃癌的病变的鉴别对象，并且作为准确鉴定胃癌的背景黏膜，精通慢性胃炎和肠上皮化生的放大内镜表现是十分重要的。

参考文献

[1] Sakaki N, Iida Y, Okazaki Y, et al. Magnifying endoscopic observation of the gastric mucosa, particularly in patients with atrophic gastritis. Endoscopy 10：269–274, 1978.

[2] 榊信広，飯田洋三，斎藤満，他．胃粘膜微細模様の新しい拡大内視鏡分類．日消誌 22：377–383, 1980.

[3] Nakagawa S, Kato M, Shimizu Y, et al. Relationship between histopathologic gastritis and mucosal microvascularity：observations with magnifying endoscopy. Gastrointest Endosc 58：71–75, 2003.

[4] Yagi K, Nakamura A, Sekine A. Characteristic endoscopic and magnified endoscopic findings in the normal stomach without *Helicobacter pylori* infection. J Gastroenterol Hepatol 17：39–45, 2002.

[5] Kim S, Ito M, Haruma K, et al. Surface structure of antral gastric mucosa represents the status of histologic gastritis：fundamental evidence for the evaluation of antral gastritis by magnifying endoscopy. J Gastroenterol Hepatol 21：837–841, 2006.

[6] Kim S, Harum K, Ito M, et al. Magnifying gastroendoscopy for diagnosis of histologic gastritis in the gastric antrum. Dig Liver Dis 36：286–291, 2004.

[7] Yagi K, Honda H, Yang JM, et al. Magnifying endoscopy in gastritis of the corpus. Endoscopy 37：660–666, 2005.

[8] 八木一芳，渡辺順，中村厚夫，他．*Helicobacter pylori*感染胃粘膜の拡大内視鏡観察．胃と腸 42：697–704, 2007.

[9] Yang JM, Chen L, Fan YL, et al. Endoscopic patterns of gastric mucosa and its clinicopathological significance. World J Gastroenterol 9：2552–2556, 2003.

[10] Anagnostopoulos GK, Yao K, Kaye P, et al. High–resolution magnification endoscopy can reliably identify normal gastric mucosa, *Helicobacter pylori*–associated gastritis, and gastric atrophy. Endoscopy 39：202–207, 2007.

[11] Gonen C, Simsek I, Sarioglu S, et al. Comparison of high resolution magnifying endoscopy and standard videoendoscopy for the diagnosis of *Helicobacter pylori* gastritis in routine clinical practice：a prospective study. Helicobacter 14：12–21, 2009.

[12] Tahara T, Shibata T, Nakamura M, et al. Gastric mucosal pattern by using magnifying narrow–band imaging endoscopy clearly distinguishes histological and serological severity of chronic gastritis. Gastrointest Endosc 70：246–253, 2009.

[13] Kawamura M, Sekine H, Abe S, et al. Clinical significance of white gastric crypt openings observed via magnifying endoscopy. World J Gastroenterol 19：9392–9398, 2013.

[14] Liu H, Wu J, Lin XC, et al. Evaluating the diagnoses of gastric antral lesions using magnifying endoscopy with narrow–band imaging in a Chinese population. Dig Dis Sci 59：1513–1519, 2014.

[15] Bansal A, Ulusarac O, Mathur S, et al. Correlation between narrow band imaging and nonneoplastic gastric pathology：a pilot feasibility trial. Gastrointest Endosc 67：210–216, 2008.

[16] Kawamura M, Abe S, Oikawa K, et al. Topographic differences in gastric micromucosal patterns observed by magnifying endoscopy with narrow band imaging. J Gastroenterol Hepatol 26：477–483, 2011.

[17] Kanzaki H, Uedo N, Ishihara R, et al. Comprehensive investigation of areae gastricae pattern in gastric corpus using magnifying narrow band imaging endoscopy in patients with chronic atrophic fundic gastritis. Helicobacter 17：224–231, 2012.

[18] Yamasaki Y, Uedo N, Kanzaki H, et al. Investigation of mucosal pattern of gastric antrum using magnifying narrow–band imaging in patients with chronic atrophic fundic gastritis. Ann Gastroenterol 30：302–308, 2017.

[19] Qi QQ, Zuo XL, Li CQ, et al. High–definition magnifying endoscopy with i–scan in the diagnosis of *Helicobacter pylori* infection：a pilot study. J Dig Dis 14：579–586, 2013.

[20] Dohi O, Yagi N, Onozawa Y, et al. Linked color imaging improves endoscopic diagnosis of active *Helicobacter pylori* infection. Endosc Int Open 4：E800–805, 2016.

[21] Chen TH, Hsu CM, Cheng HT, et al. Linked color imaging can help gastric *Helicobacter pylori* infection diagnosis during endoscopy. J Chin Med Assoc 2018 May 16 [Epub ahead of print].

[22] Okubo M, Tahara T, Shibata T, et al. Changes in gastric mucosal patterns seen by magnifying NBI during *H. pylori* eradication. J Gastroenterol 46：175–182, 2011.

[23] Yagi K, Saka A, Nozawa Y, et al. Prediction of *Helicobacter pylori* status by conventional endoscopy, narrow–band imaging magnifying endoscopy in stomach after endoscopic resection of gastric cancer. Helicobacter 19：111–115, 2014.

[24] Tanaka K, Toyoda H, Kadowaki S, et al. Features of early gastric cancer and gastric adenoma by enhanced–magnification endoscopy. J Gastroenterol 41：332–338, 2006.

[25] Dinis–Ribeiro M, da Costa–Pereira A, Lopes C, et al. Magnification chromoendoscopy for the diagnosis of gastric intestinal metaplasia and dysplasia. Gastrointest Endosc 57：498–504, 2003.

[26] Areia M, Amaro P, Dinis–Ribeiro M, et al. External validation of a classification for methylene blue magnification chromoendoscopy in premalignant gastric lesions. Gastrointest Endosc 67：1011–1018, 2008.

[27] Baczewska–Mazurkiewicz D, Rydzewska G, Milewski J, et al. Magnification chromoendoscopy in comparison to standard chromoendoscopy for detection of intestinal metaplasia in renal transplant recipients. Adv Med Sci 51：115–118, 2006.

[28] Song J, Zhang J, Wang J, et al. Meta–analysis：narrow band imaging for diagnosis of gastric intestinal metaplasia. PLoS One 9：e94869, 2014.

[29] Ang TL, Fock KM, Teo EK, et al. The diagnostic utility of narrow band imaging magnifying endoscopy in clinical practice in a population with intermediate gastric cancer risk. Eur J Gastroenterol Hepatol 24：362–367, 2012.

[30] Lage J, Pimentel–Nunes P, Figueiredo PC, et al. Light–NBI to identify high–risk phenotypes for gastric adenocarcinoma：do we still need biopsies? Scand J Gastroenterol 51：501–506, 2016.

[31] Dutta AK, Sajith KG, Pulimood AB, et al. Narrow band imaging versus white light gastroscopy in detecting potentially premalignant gastric lesions：a randomized prospective crossover study. Indian J Gastroenterol 32：37–42, 2013.

[32] Uedo N, Ishihara R, Iishi H, et al. A new method of diagnosing gastric intestinal metaplasia：narrow–band imaging with magnifying endoscopy. Endoscopy 38：819–824, 2006.

[33] Savarino E, Corbo M, Dulbecco P, et al. Narrow–band imaging with magnifying endoscopy is accurate for detecting gastric intestinal metaplasia. World J Gastroenterol 19：2668–2675, 2013.

[34] Rerknimitr R, Imraporn B, Klaikeaw N, et al. Non–sequential narrow band imaging for targeted biopsy and monitoring of gastric intestinal metaplasia. World J Gastroenterol 17：1336–1342, 2011.

[35]Wang L, Huang W, Du J, et al. Diagnostic yield of the light blue crest sign in gastric intestinal metaplasia : a meta-analysis. PLoS One 9 : e92874, 2014.

[36]Yao K, Iwashita A, Nambu M, et al. Nature of white opaque substance in gastric epithelial neoplasia as visualized by magnifying endoscopy with narrow-band imaging. Digestive Endoscopy 24 : 419-425, 2012.

[37]Matsushita M, Mori S, Uchida K, et al. "White opaque substance" and "light blue crest" within gastric flat tumors or intestinal metaplasia : same or different signs? Gastrointest Endosc 70 : 402, 2009.

[38]Kanemitsu T, Yao K, Nagahama T, et al. Extending magnifying NBI diagnosis of intestinal metaplasia in the stomach : the white opaque substance marker. Endoscopy 49 : 529-535, 2017.

[39]Togo K, Ueo T, Yao K, et al. White opaque substance visualized by magnifying narrow-band imaging is associated with intragastric acid conditions. Endosc Int Open 6 : E830-837, 2018.

[40]Saka A, Yagi K, Nimura S. OLGA- and OLGIM-based staging of gastritis using narrow-band imaging magnifying endoscopy. Dig Endosc 27 : 734-741, 2015.

[41]An JK, Song GA, Kim GH, et al. Marginal turbid band and light blue crest, signs observed in magnifying narrow-band imaging endoscopy, are indicative of gastric intestinal metaplasia. BMC Gastroenterol 12 : 169, 2012.

[42]Okubo M, Tahara T, Shibata T, et al. Light blue crest and ridge/villous patterns in the uninvolved gastric antrum by magnifying NBI endoscopy correlate with serum pepsinogen and gastric cancer occurrence. Hepatogastroenterology 61 : 525-528, 2014.

[43]Pimentel-Nunes P, Dinis-Ribeiro M, Soares JB, et al. A multicenter validation of an endoscopic classification with narrow band imaging for gastric precancerous and cancerous lesions. Endoscopy 44 : 236-246, 2012.

[44]Sobrino-Coss í o S, Abdo Francis JM, Emura F, et al. Efficacy of narrow-band imaging for detecting intestinal metaplasia in adult patients with symptoms of dyspepsia. Rev Gastroenterol Mex 83 : 245-252, 2018.

[45]So J, Rajnakova A, Chan YH, et al. Endoscopic tri-modal imaging improves detection of gastric intestinal metaplasia among a high-risk patient population in Singapore. Dig Dis Sci 58 : 3566-3575, 2013.

[46]Shi J, Jin N, Li Y, et al. Clinical study of autofluorescence imaging combined with narrow band imaging in diagnosing early gastric cancer and precancerous lesions. J BUON 20 : 1215-1222, 2015.

[47]Chen H, Liu Y, Lu Y, et al. Ability of blue laser imaging with magnifying endoscopy for the diagnosis of gastric intestinal metaplasia. Lasers Med Sci 33 : 1757-1762, 2018 [Epub ahead of print].

[48]Hamada K, Itoh T, Kawaura K, et al. Findings of the margin around lesions by magnifying endoscopy with narrow-band imaging in early gastric carcinoma and intestinal metaplasia. J Dig Dis 17 : 377-382, 2016.

[49]Kanesaka T, Uedo N, Yao K et al. Multiple convex demarcation line for prediction of benign depressed gastric lesions in magnifying narrow-band imaging. Endosc Int Open 6 : E145-155, 2018.

[50]八尾建史, 中村守, 長浜孝, 他. 拡大内視鏡による癌の進展範囲診断. 胃と腸 42 : 735-745, 2007.

Summary

Magnifying Endoscopic Diagnosis for Chronic Gastritis and Gastric Intestinal Metaplasia

Masayasu Ohmori[1], Noriya Uedo,
Kentaro Nakagawa, Hiroyoshi Iwagami,
Kenshi Matsuno, Shuntaro Inoue,
Taro Iwatsubo, Hiroko Nakahira,
Noriko Matsuura, Satoki Shichijo,
Akira Maekawa, Takashi Kanesaka,
Sachiko Yamamoto, Yoji Takeuchi,
Koji Higashino, Ryu Ishihara

It is essential to diagnose chronic gastritis and gastric intestinal metaplasia to stratify the risk of gastric cancer. Lesions representing chronic gastritis and gastric intestinal metaplasia require a differential diagnosis from gastric cancer. Gastric cancer is typically characterized by the presence of mucosa surrounding it, which is associated with its boundary diagnosis. Many studies have reported gastritis classifications on the basis of microvascular patterns and microsurface structures using magnifying endoscopy with NBI (narrow-band imaging). The normal gastric fundus gland mucosa without *Helicobacter pylori* infection has a foveola-type structure, whereas advanced chronic gastritis mucosa with severe atrophy and intestinal metaplasia has a groove-type structure. With the finding of intestinal metaplasia using magnifying endoscopy with NBI, several other findings such as a light-blue crest ; a white, opaque substance ; a marginal turbid band ; and a ridge/villous pattern have also been reported.

[1]Department of Gastrointestinal Oncology, Osaka International Cancer Institute, Osaka, Japan.

胃上皮性肿瘤的放大内镜诊断体系（MESDA-G）和读片方法

上尾 哲也[1]

高桥 晴彦

八尾 建史[2]

米增 博俊[3]

村上 和成[4]

摘要● 通过放大内镜进行检查的早期胃癌诊断简化流程（MESDA-G）是以 VS 分类系统为基础制订的日本的统一诊断体系。在本文中，以实际病例为例，对根据 MESDA-G 进行诊断的步骤及其读片方法做了概要叙述。在早期胃癌诊断上，虽然 MESDA-G 是实用性强的诊断体系，但同时要知道其中也有局限性，包括常规观察、活检在内，灵活应用是很重要的。

关键词　胃上皮性肿瘤　窄带成像（NBI）放大内镜　诊断体系

[1] 大分赤十字病院消化器内科　〒870-0033 大分市千代町 3 丁目 2-37

　　E-mail：ueo14@athena.ocn.ne.jp

[2] 福冈大学筑紫病院内视镜部

[3] 大分赤十字病院病理诊断科

[4] 大分大学医学部附属病院消化器内科

前言

为了通过放大内镜检查鉴别癌 / 非癌病变，八尾等提出了 VS 分类系统（vessels plus surface classification system）。现在由于其高度的实用性，已成为确立的诊断体系。

在本文中介绍以 VS 分类系统为基础制订的日本的统一诊断体系——早期胃癌的放大内镜诊断简化流程（magnifying endoscopy simple diagnostic algorithm for early gastric cancer，MESDA-G），附以实际病例，并就采用 MESDA-G 的诊断步骤及其读片方法进行概述。

采用VS分类系统的早期胃癌放大内镜诊断简化流程（MESDA-G）

迄今为止，虽然在国内外基于放大内镜诊断早期胃癌为目的，提出了各种各样的诊断体系和分类法，但尚无统一的诊断体系。在此背景下，日本消化内镜学会、日本胃癌学会、日本消化道学会、世界消化内镜学会在 2016 年联合发布了已获得共识的早期胃癌放大内镜诊断简化流程（MESDA-G）。在这四大学会中被认可、统一的简化流程，首先是基于胃癌的放大内镜诊断所积累的多篇论文进行系统评价的结果，即基于可信度水平最高的 VS 分类系统制订的。

对 MESDA-G 的诊断流程（图1）的概要进行说明。在通过常规的白光观察发现怀疑是癌的病变时，进行放大观察。首先判断背景黏膜和病变之间的分界线（demarcation line，DL）的有无。如果不能确认 DL，就诊断为非癌。在能够确认 DL 的情况下，判定在其内部是否存在不规则的微血管结构［irregular MV（microvascular）pattern，IMVP］或不规则的表面微细结构［irregular MS（microsurface）pattern，IMSP］。IMVP、IMSP 都不存在时，诊断为非癌。IMVP 和（或）IMSP 存在时，诊断为癌。使用过程简单明了。

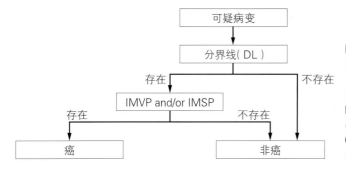

图1 采用 MESDA-G 的流程

IMVP：irregular microvascular pattern，不规则的微血管结构；IMSP：irregular microsurface pattern，不规则的表面微细结构。

〔转载自 "Muto M, et al. Magnifying endoscopy simple diagnostic algorithm for early gastric cancer (MESDA-G). Dig Endosc 28：379-393，2016"，部分有修改〕

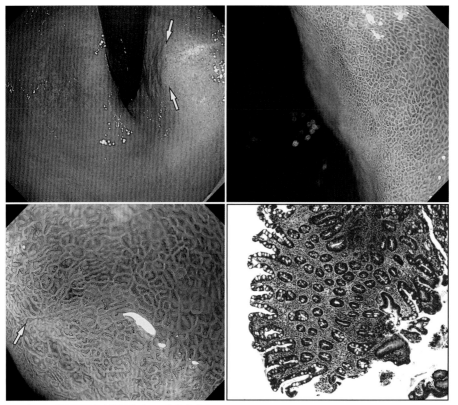

a	b
c	d

图2 [病例1] 无 DL 的非癌病变

a 常规内镜图像。在胃贲门部后壁发现一处 10 mm 大小、低矮的发红隆起型病变（黄色箭头所指）。

b 通过 NBI 联合放大观察的病变部口腔侧的背景黏膜。

c 通过 NBI 联合放大观察的病变部。黄色箭头所指为在前一医院的活检瘢痕。

d 对应于 **c** 的活检组织病理图像（HE 染色）。

采用MESDA-G诊断的病例的读片方法

下面结合实际病例，就采用 MESDA-G 的读片方法及其注意事项进行说明。

[病例1] 50 多岁，男性。

通过常规观察，在胃贲门部后壁发现一处在前一医院的活检中诊断为 Group 2 的 10 mm 大小的浅凹陷、发红的隆起型病变（**图2a**，黄色箭头所指）。前一医院的活检标本的病理组织学诊断为

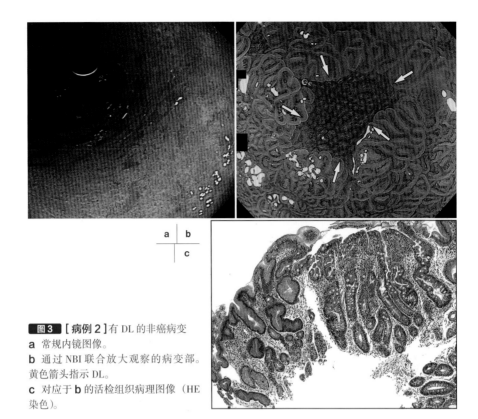

```
a | b
  |---
  | c
```

图3 ［病例2］有 DL 的非癌病变
a 常规内镜图像。
b 通过 NBI 联合放大观察的病变部。黄色箭头指示 DL。
c 对应于 **b** 的活检组织病理图像（HE 染色）。

Group 2。

当通过窄带成像技术（narrow band imaging，NBI）联合放大观察，从病变部口侧的背景黏膜向病变部（用黄色箭头指示前一医院的活检瘢痕，**图2c**）观察时，除背景黏膜的规则的微血管结构（V）外，由亮蓝嵴（lightblue crest，LBC）阳性、规则的弧状小凹边缘上皮（marginal crypt epithelium，MCE）构成的表面微细结构（S）在病变部的边界部没有发生显著的变化，而是逐渐地向病变部的微细结构变化（**图2b，c**）。即，DL 为 absent（阴性）。根据 MESDA-G 诊断为非癌。

再次对病变进行活检，在病理组织学上也诊断为无异型的肠上皮化生黏膜（**图2d**）。

［**病例2**］70 多岁，男性。

通过白光观察，在胃体部小弯侧发现多个发红的斑状凹陷型病变（**图3a**）。

通过 NBI 联合放大观察，在背景黏膜和病变之间见有清晰的 DL（**图3b**，黄色箭头所指）。关于 DL 内部的 V，各个血管呈完整的封闭袢环状（多边形），形状均一，排列规则，分布呈对称性，判定为规则的表面微血管结构（**图3b**）。关于 S，在封闭性袢状的 V 的内部（血管内上皮模式），见有裂隙状、LBC 阳性的线状 MCE，其形状均一，排列规则，分布呈对称性，判定为 regular MS pattern（**图3b**）。VS 分类为 regular MV pattern plus regular MS pattern with a DL，根据 MESDA-G 以高可信度诊断为非癌。另外，由于存在 LBC，可以诊断为在幽门螺杆菌除菌后高概率出现的凹陷型肠上皮化生。

本病例活检标本的组织病理学诊断也是无异型的肠上皮化生黏膜（**图3c**）。

［**病例3**］70 多岁，男性。

通过常规观察，在胃前庭部前壁发现一处大小为 25 mm 左右的发红的凹陷型病变（**图4a**）。

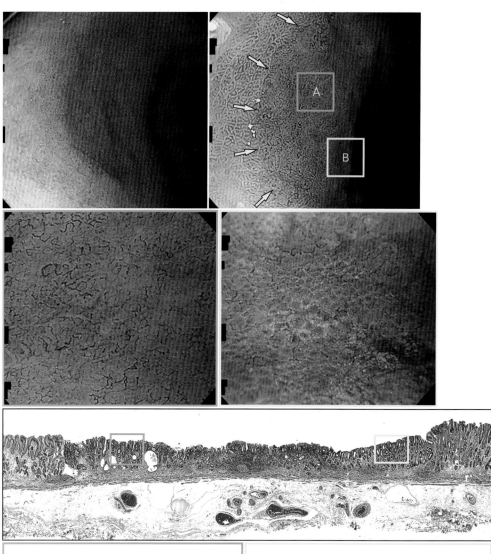

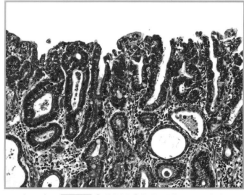
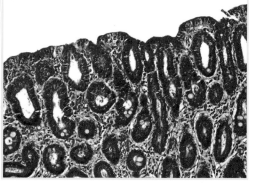

a	b
c	d
e	
f	g

图4 ［病例3］分化型癌 0-Ⅱc 病变

a 常规内镜图像。

b NBI 联合放大图像。黄色箭头指示 DL。

c b 的蓝框部（A 区域）放大图像（最大倍率）。

d b 的黄框部（B 区域）放大图像（最大倍率）。

e 组织病理图像（低倍放大，HE 染色）。方框部分分别对应于 **b** 的区域。

f e 的蓝框部高倍放大图像（HE 染色）。

g e 的黄框部高倍放大图像（HE 染色）。

通过 NBI 联合放大观察，在背景黏膜和病变之间见有清晰的 DL（图4b，黄色箭头所指）。关于 DL 内部所示的 A 区域（图4b，蓝框部分）的 V，各个血管呈不规则的封闭性或开放性袢状，形状不均一，排列不规则，分布呈不对称性，判定为不规则的微血管结构（irregular MV pattern）（图4c）。同样，关于 A 区域的 S，多少有些模糊，从该图像判定为缺失微血管结构（absent MS pattern）（图4c）。根据以上表现，为 irregular MV pattern plus absent MS pattern with a DL，诊断为癌。另外，在该病变内的肛侧 B 区域（图4b，黄框部分），由于白色不透明物质（white opaque substance，WOS）而未能观察到 V（absent MV pattern，图4d）。这种情况下，将 WOS 的形态作为 S 的指标判定。根据不规则的斑状 WOS（irregular WOS，speckled）的形态，判定为 irregular MS pattern，但与 A 区域的 NBI 表现相比，不规则性较弱，判定为组织学异型度比 A 区域弱（图4d）。另外，根据 WOS 的存在，诊断为含有肠型黏液表型的分化型癌（图4d）。

源自内镜黏膜下剥离术（endoscopic submucosal dissection，ESD）切除标本的组织病理学表现为最大径 23 mm、浸润深度 T1a（M）的高分化型腺癌。与 A 区域（图4e 的蓝框部分，图4f）相比，B 区域（图4e 的黄框部分，图4g）的组织学异型度为结构异型、细胞异型，均为较轻度的表现。关于黏液表型，也是 A 区域为胃肠混合型，B 区域为肠型。

关于 WOS 的临床意义，迄今为止报道过各种各样的观点和结果。WOS 的出现多见于腺瘤，其次在分化型癌（高分化）中容易被观察到，由于在未分化型癌中没有发现 WOS，由此推测，即使是癌，WOS 也是在分化良好的组织型中可观察到的现象。另外，由于 WOS 的出现可以推测肿瘤的黏液表型表达。即，WOS 在肠型或胃肠混合型区域表达，在只有胃型表型的区域 WOS 很少表达。除了 [病例3] 提示的 2 个区域内 VS 的不规则性差异之外，WOS 的有无也反映在上述的组织病理学特征上。

[病例4] 70 多岁，男性。

通过常规观察，在胃前庭部前壁发现一处边界不清、褪色、浅凹陷的隆起型病变（图5a）。

通过 NBI 联合放大观察，在背景黏膜和病变之间见有清晰的 DL（图5b，黄色箭头所指）。关于 DL 内部的 V，由于 WOS 而完全无法透视，判定为 absent MV pattern。WOS 的形态呈规则性网状排列，形状均一，排列规则，对称性分布。将 WOS 作为 S 的指标，判定为 regular MS pattern（图5c）。由以上表现，VS 分类为 absent MV pattern plus regular MS pattern with a DL，规则的 WOS 呈阳性，根据 MESDA-G 诊断为非癌（腺瘤）。

在该病变的口侧大弯附近，在常规内镜图像中见有数毫米左右的明显发红的区域（图5d）。在该区域的 NBI 联合放大观察中，在 DL（图5e，黄色箭头所指）内部判定为 irregular MV pattern plus irregular MS pattern，诊断为癌（图5f）。另外，在一部分区域内还可以确认斑片状的不规则的 WOS（图5f）。根据以上表现，诊断为伴于腺瘤的癌或腺瘤内癌。

源自 ESD 切除标本的组织病理学表现，与最大径 27 mm 的肠型管状腺瘤（图5g，h）相接，通过 NBI 观察判定为与癌的部分一致，见有一处 3 mm×3 mm 的微小的高分化型腺癌，浸润深度为 T1a（M）（图5g，i）。另外，虽然在常规观察中是边界不清的肿瘤，但在 NBI 联合放大观察中，能够进行正确的边界诊断。另外，也是能够诊断伴于腺瘤的微小癌存在的病例。

[病例5] 70 多岁，女性。

通过常规观察，在幽门前庭部发现一处在前一医院的活检中诊断为 Group 3、5 mm 大小的与背景黏膜颜色一致的隆起型病变（图6a）。

通过 NBI 联合放大观察，在背景黏膜和病变之间见有清晰的 DL（图6b，黄色箭头所指）。关于 DL 内部的 V，各个血管呈比较规则的螺旋状开放性袢状，形状大致相同，排列规则，分布对称性，判定为 regular MV pattern（图6c）。关于 S，各个 MCE 呈比较规则的弧状形态，形状

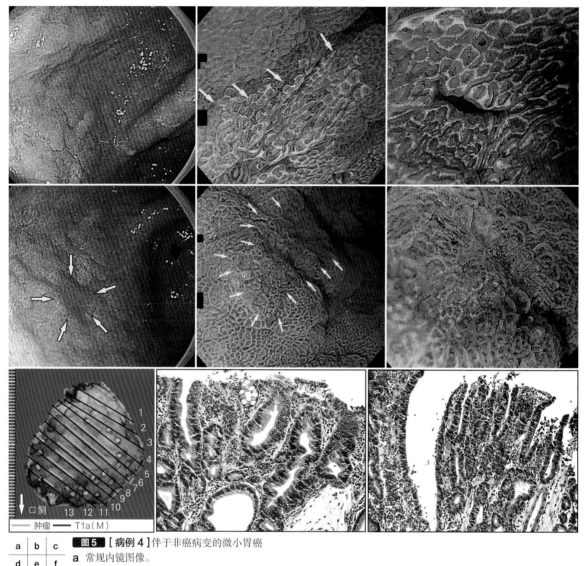

a	b	c
d	e	f
g	h	i

图5 [病例4]伴于非癌病变的微小胃癌

a 常规内镜图像。

b NBI 联合放大图像。黄色箭头指示 DL。

c 病变部的 NBI 联合放大图像（最大倍率）。

d 常规内镜图像。在褪色病变部的口腔侧靠近大弯处发现一处发红的明显的病变。黄色箭头指示发红病变部。

e d 的发红病变的 NBI 联合放大图像。黄色箭头指示 DL。

f d 的发红病变的 NBI 联合放大图像（最大倍率）。

g 在 ESD 切除标本上的标测图。蓝线区域为腺瘤，红线区域为癌。

h 与切片 10 的蓝线区域对应的组织病理图像（高倍放大，HE 染色）。

i 与切片 10 的红线区域对应的组织病理图像（高倍放大，HE 染色）。

大致相同，排列规则，分布呈对称性，判定为 regular MS pattern（**图6c**）。根据以上表现，VS 分类为 regular MV pattern plus regular MS pattern with a DL，根据 MESDA-G 是判定为非癌的病例。但是，本病例是以在弧状的 MCE 内部见有螺旋状开放性血管的上皮内血管模式为主体（**图6c**）。另外，在进行 ESD 的观察时，出现了上次的 NBI 联合放大观察（**图6b，c**）中未见的 WOS（**图6d**），WOS 的分布以及上皮内血管模式为主体这一点与下述的低度异型肠型管状腺瘤的

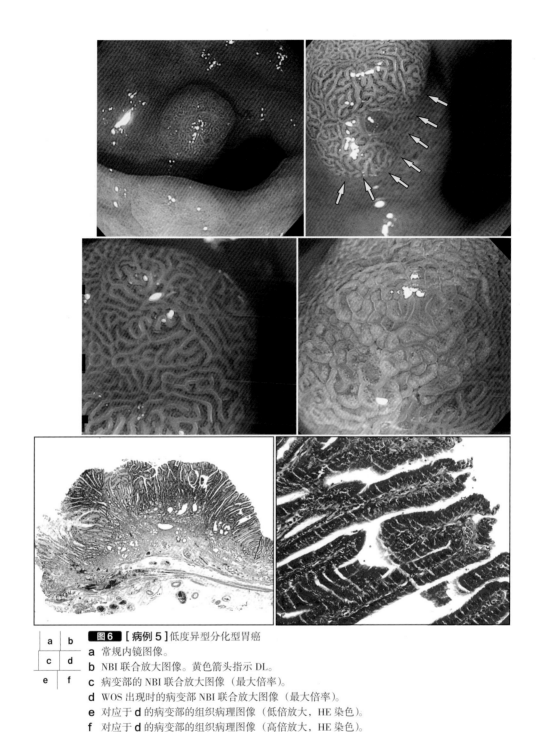

a	b
c	d
e	f

图6 [**病例5**] 低度异型分化型胃癌

a 常规内镜图像。
b NBI 联合放大图像。黄色箭头指示 DL。
c 病变部的 NBI 联合放大图像 (最大倍率)。
d WOS 出现时的病变部 NBI 联合放大图像 (最大倍率)。
e 对应于 **d** 的病变部的组织病理图像 (低倍放大, HE 染色)。
f 对应于 **d** 的病变部的组织病理图像 (高倍放大, HE 染色)。

典型表现不同，最终术前诊断为含有肠型黏液表型的低度异型分化型胃癌。

　　源自 ESD 切除标本的组织病理学诊断为最大径 9 mm、浸润深度 T1a (M) 的低度异型分化型胃癌 (超高分化腺癌) (**图6e, f**)。另外，从免疫染色结果来看，为胃肠混合型黏液表型。

　　对于本病例这样的低度异型分化型胃癌 (超高分化腺癌), V、S 均判定为缺乏不规则性，被

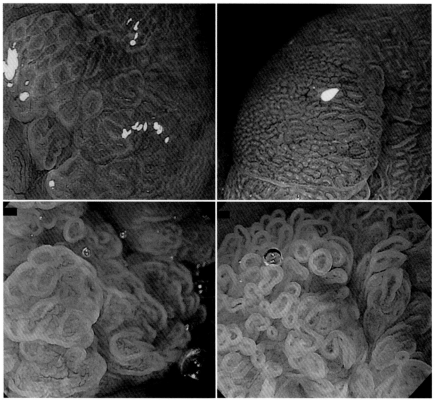

<table>
<tr><td>a</td><td>b</td></tr>
<tr><td>c</td><td>d</td></tr>
</table>

图7 肠型管状腺瘤病变和胃型腺瘤的 NBI 表现
a WOS 阳性时的肠型管状腺瘤的 NBI 联合放大图像。
b WOS 阴性时的肠型管状腺瘤的 NBI 联合放大图像。
c，d 胃型腺瘤的 NBI 联合放大图像。

认为存在难以判定癌和非癌的因素，是判定困难的病例。笔者等报道，作为反映癌变风险低、可随访观察的腺瘤病变的组织病理表现的 NBI 表现，不论有无 WOS，在蜂窝状闭环袢状血管的内部，可以观察到裂隙状反映刷状缘的致密型 LBC 表现（**图7a，b**）。该表现与 Kanesaka 等报道的对表面隆起型的低度异型腺瘤和癌的鉴别有效的致密型隐窝开口（dense-type crypt opening）表现类似，但笔者等报道，意味着向小肠上皮成熟的分化的 LBC 不论有无 WOS 的出现都非常重要，对看清不含胃型黏液表型的低度异型肠型管状腺瘤是有用的。另外，也与临床上恶性程度高的胃型腺瘤的 NBI 表现（**图7c，d**）不同。

［**病例6**］50 多岁，女性。

通过常规观察，在靠近胃体下部前壁发现一处 10 mm 大小、褪色的平坦型病变（**图8a**）。

通过 NBI 联合放大观察，在背景黏膜和病变部未见急剧变化的 V、S，不能确认 DL（**图8b**）。因此，根据 MESDA-G 最终被诊断为非癌。但是，本病例在活检中被检测出未分化型癌，从周围的 4 个点进行活检，在进行了范围诊断后，施行了 ESD 治疗。

源自 ESD 切除标本的组织病理学表现为最大径 13 mm、浸润深度 T1a（M）的未分化型癌（**图8c，d**）。虽然在黏膜中层发现癌细胞，但缺乏癌涉及黏膜表层部的变化，认为是不能确认 DL 的病例（**图8c，d**）。

像这样，未分化型癌因病例不同，据报道有不能通过放大内镜检查进行定性诊断及边界诊断的病变，呈褪色的表面平坦型或表面凹陷型病

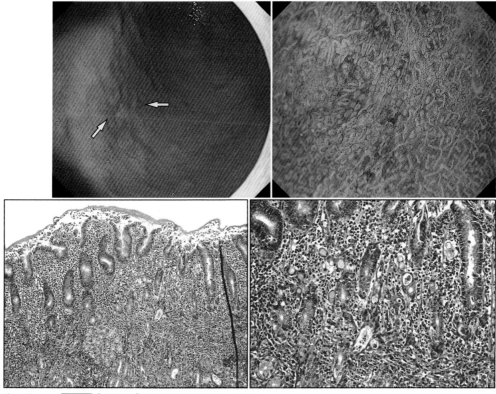

a	b
c	d

图8 **[病例6]** DL 不清晰的未分化型胃癌
a 常规内镜图像。黄色箭头指示病变部。
b NBI 联合放大图像。
c 对应于病变部的组织病理图像（低倍放大，HE 染色）。
d 对应于病变部的组织病理图像（高倍放大，HE 染色）。

变是放大内镜诊断的局限性病变，提倡通过活检进行诊断这一临床策略。

结语

本文介绍了以 VS 分类系统为基础的日本制订的统一诊断体系——MESDA-G，列举出实际病例，就根据 MESDA-G 进行诊断的步骤及其读片方法进行了概述。在早期胃癌诊断上其实用性是不言而喻的，但同时要知道其中也有局限性病变，包括常规观察、活检在内，适当地应对是很重要的。

参考文献

[1] Yao K, Anagnostopoulos GK, Ragunath K. Magnifying endoscopy for diagnosing and delineating early gastric cancer. Endoscopy 41:462-467, 2009.

[2] 八尾建史. 胃拡大内視鏡. 日本メディカルセンター, pp 1-229, 2009.

[3] Muto M, Yao K, Kaise M, et al. Magnifying endoscopy simple diagnostic algorithm for early gastric cancer (MESDA-G). Dig Endosc 28:379-393, 2016.

[4] Ezoe Y, Muto M, Uedo N, et al. Magnifying narrowband imaging is more accurate than conventional white-light imaging in diagnosis of gastric mucosal cancer. Gastroenterology 141: 2017-2025, 2011.

[5] Yao K, Doyama H, Gotoda T, et al. Diagnostic performance and limitations of magnifying narrow-band imaging in screening endoscopy of early gastric cancer: a prospective multicenter feasibility study. Gastric Cancer 17:669-679, 2014.

[6] Yamada S, Doyama H, Yao K, et al. An efficient diagnostic strategy for small, depressed early gastric cancer with magnifying narrow-band imaging: a post-hoc analysis of a prospective randomized controlled trial. Gastrointest Endosc 79:55-63, 2014.

[7] Yao K, Iwashita A, Tanabe H, et al. White opaque substance within superficial elevated gastric neoplasia as visualized by magnification endoscopy with narrow-band imaging: a new optical sign for differentiating between adenoma and carci-

noma. Gastrointest Endosc 68：574–580, 2008.

[8] Yao K, Iwashita A, Nambu M, et al. Nature of white opaque substance in gastric epithelial neoplasia as visualized by magnifying endoscopy with narrow–band imaging. Dig Endosc 24：419–425, 2012.

[9] Ueo T, Yonemasu H, Yada N, et al. White opaque substance represents an intracytoplasmic accumulation of lipid droplets：immunohistochemical and immunoelectron microscopic investigation of 26 cases. Dig Endosc 25：147–155, 2013.

[10]Ueo T, Yonemasu H, Yao K, et al. Histologic differentiation and mucin phenotype in white opaque substance–positive gastric neoplasias. Endosc Int Open 3：E597–E604, 2015.

[11]上尾哲也，米増博俊，石田哲也，他．白色不透明物質．工藤進英，吉田茂昭（監），拡大内視鏡研究会（編）．拡大内視鏡―極限に挑む．日本メディカルセンター，pp 102–108, 2014.

[12]福田昌英，上尾哲也，米増博俊，他．低異型度分化型胃癌（超高分化腺癌）の2例．臨消内科 30：1342–1348, 2015.

[13]上尾哲也，米増博俊，石田哲也．組織異型度および粘液形質発現より考える経過観察可能な腺腫の特徴．日胃癌会総会記 86：210, 2014.

[14]Kanesaka T, Sekikawa A, Tsumura T, et al. Dense–type crypt opening seen on magnifying endoscopy with narrow–band imaging is a feature of gastric adenoma. Dig Endosc 26：57–62, 2014.

[15]Togo K, Ueo T, Yonemasu H. Pyloric gland adenoma observed by magnifying endoscopy with narrow–band imaging. Dig Endosc 26：755–756, 2014.

[16]Yao K, Doyama H, Gotoda T, et al. Diagnostic performance and limitations of magnifying narrow–band imaging in screening endoscopy of early gastric cancer：a prospective multicenter feasibility study. Gastric Cancer 17：669–679, 2014.

[17]Nagahama T, Yao K, Maki S, et al. Usefulness of magnifying endoscopy with narrow–band imaging for determining the horizontal extent of early gastric cancer when there is an unclear margin by chromoendoscopy（with video）. Gastrointest Endosc 74：1259–1267, 2011.

Summary

Magnifying Endoscopy Simple Diagnostic Algorithm and Interpretation for Gastric Epithelial Neoplasia

Tetsuya Ueo[1], Haruhiko Takahashi,
Kenshi Yao[2], Hirotoshi Yonemasu[3],
Kazunari Murakami[4]

In Japan, MESDA-G（magnifying endoscopy simple diagnostic algorithm for early gastric cancer）is a unified diagnostic system created on the basis of the VS classification system. This section presents an actual case and outlines the diagnostic procedure by MESDA-G and its interpretation. In early gastric cancer diagnosis, MESDA-G is a highly useful diagnostic system；however, concurrently, it is imperative to acknowledge a limitation lesion. Thus, we need to respond appropriately, including endoscopic observation and biopsy.

[1]Department of Gastroenterology, Oita Red Cross Hospital, Oita, Japan.

[2]Department of Endoscopy, Fukuoka University Chikushi Hospital, Chikushino, Japan.

[3]Department of Pathology, Oita Red Cross Hospital, Oita, Japan.

[4]Department of Gastroenterology, Oita University Hospital, Yufu, Japan.

胃癌诊断体系以外的有用表现

——白色不透明物质（WOS）

中西 宏佳[1]

土山 寿志

摘要●白色不透明物质（WOS）是在 NBI 联合放大内镜观察下清晰可见的黏膜表层的白色物质，常见于慢性胃炎黏膜的肠上皮化生、胃的上皮性肿瘤。WOS 的原形是在上皮内、上皮下聚集的微小脂肪滴，由于来自内镜的投射光被强烈散射或反射而作为白色被辨识。当有 WOS 时，由于投射光无法一直到达上皮下的微血管，因此血管的辨识性降低。WOS 的形态学特征的差异（regular/irregular）成为癌和腺瘤鉴别的有用的指标。

关键词　窄带成像（NBI）放大内镜　胃癌　白色不透明物质（WOS）

[1]石川県立中央病院消化器内科　〒920-8530金沢市鞍月東2丁目1
E-mail : nakanishi.hry@gmail.com

前言

作为采用 NBI 联合放大内镜（magnifying narrow-band imaging，M-NBI）的胃癌的诊断体系，VS 分类系统（vessel plus surfaceclassification system，VSCS）的有用性以高可信度被验证。在 VSCS 中，对于存在分界线（demarcation line，DL）的病变，以微血管结构（V）、表面微细结构（S）作为指标来鉴别癌和非癌，但由于黏膜表层的白色物质，有时 V 的辨识性会降低。Yao 等将这种白色物质命名为白色不透明物质（white opaque substance，WOS）。

WOS的临床意义和在VSCS中的应用

WOS 不仅见于胃的上皮性肿瘤（癌／腺瘤）中，在慢性胃炎黏膜的肠上皮化生中也常常被发现。WOS 的原形是上皮内、上皮下聚集的微小脂肪滴。由于脂肪滴强烈散射或反射来自内镜的

表1　**在胃上皮性肿瘤中的 WOS 的形态学特征**

	非癌 （腺瘤/肠上皮化生）	癌
判定	规则（regular）WOS	不规则（irregular）WOS
密度	高	低
大小	粗大	微小
定位	窝间部	小凹边缘上皮＋窝间部
形态	网状、迷宫状、斑状	网状、斑状、点状
形状	均一	不均一
分布	对称性	非对称性
排列	规则	不规则

〔转载自"八尾建史. 白色不透明物質〔white opaque substance（WOS）〕. 胃と腸 52：604，2017"〕

投射光而作为白色被辨识，由于投射光无法一直到达上皮下的微血管，因此血管的辨识性降低。据报道，WOS 阳性的胃上皮性肿瘤具有肠型或至少具有胃肠型这一肠型黏液表型；在未分化型癌中未见 WOS，所以 WOS 成为分化型癌的指标。

在 VSCS 中，由于 WOS 的存在而无法辨识

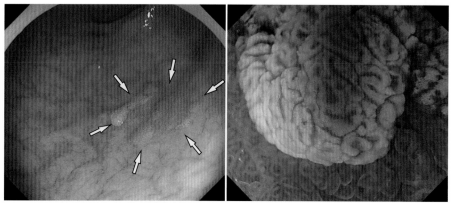

<table>
<tr><td>a</td><td>b</td></tr>
</table>

图1 胃体下部大弯的腺瘤

a 常规内镜图像（白光）。见有褪色的扁平隆起（黄色箭头所指）。

b M-NBI 图像。在 DL 的内侧，WOS 的形态为密度高，大小为粗大，定位在窝间部。形状均一，分布呈对称性，排列规则，判定为 regular MS pattern（regular WOS）。由于 WOS 而无法辨识微血管结构，判定为 absent MV pattern。VSCS 为 absent MV pattern plus regular MS pattern with a DL，诊断为非癌。组织病理学上为中度异型的管状腺瘤。

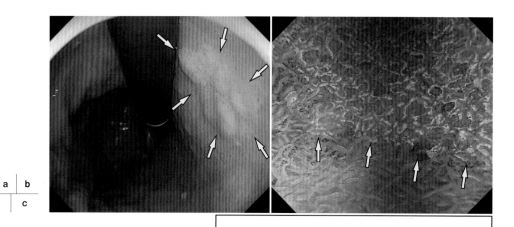

<table>
<tr><td>a</td><td>b</td></tr>
<tr><td></td><td>c</td></tr>
</table>

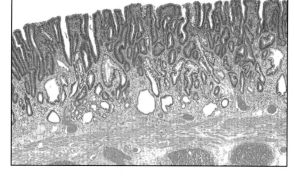

图2 胃体中部小弯的 0-Ⅱa 型早期胃癌

a 常规内镜图像（白光）。见有褪色的隆起型病变（黄色箭头所指），在肛侧见有凹陷面。

b 肛侧的 M-NBI 图像。在 DL（黄色箭头所指）的内侧，WOS 的形态为密度低，大小为微小，定位于小凹边缘上皮和窝间部。形状不均一，分布为对称性，但排列不规则，判定为 irregular MS pattern（irregular WOS）。由于 WOS 而无法辨识微血管结构，判定为 absent MV pattern。VSCS 为 absent MV pattern plus irregular a MS pattern with a DL，诊断为癌。

c 组织病理图像。高分化管状腺癌。

血管的情况下，将 V 判定为 absent MV pattern，进行以 WOS 为指标的 S 的判定。具体而言，以 WOS 的局部定位和形状、分布、排列等为基础，分析形态学特征（**表1**），以在非癌中的 regular WOS（**图1**）和在癌中的 irregular WOS（**图2**，**图3**）为指标进行 S 的判定（regular/irregular）。然而，在笔者等进行的以 M-NBI 的定性诊断能力的提高为目的的探讨在线学习效果的多中心合作研究

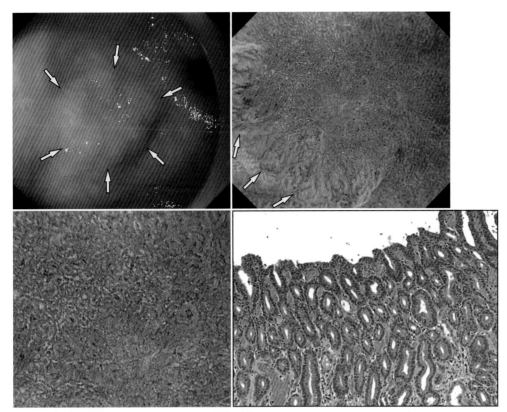

a	b
c	d

图3 胃前庭部前壁的 0-Ⅱa 型早期胃癌

a 常规内镜图像（白光）。见有褪色的隆起型病变（黄色箭头所指）。

b M-NBI 图像。DL（黄色箭头所指）内部的大部分由于 WOS 而不能辨识微血管结构，判定为 absent MV pattern。

c b 的病变内部放大图像。关于 WOS 的形态，为非常微小的从点状到斑状的结构，定位于小凹边缘上皮和窝间部。形状不均一，分布为非对称性，排列不规则，判定为 irregular MS pattern（irregular WOS）。VSCS 为 absent MV pattern plus irregular MS pattern with a DL，诊断为癌。

d 组织病理图像。高分化管状腺癌。腺管密集，且腺窝变浅。反映这样的组织学表现，推测为非常微小的呈 MS pattern 的结构。

的辅助分析中，提示对具有 WOS 的病变的诊断能力不佳（unpublished observations）。

结语

人们已经知道，WOS 的原形——脂肪滴的来源，是源于进食等的外源性脂质；在胃肿瘤中，则是由于与脂质的消耗（β-氧化、分泌、分解）相关的基因表达被强烈抑制，脂质的蓄积（脂肪产生、脂肪滴生成）占了优势等。人们期待能从 WOS 的病态研究中开发出有助于新的诊断和治疗的方法。

参考文献

[1] Yao K, Anagnostopoulos GK, Ragunath K. Magnifying endoscopy for diagnosing and delineating early gastric cancer. Endoscopy 41:462-467, 2009.

[2] Yao K, Iwashita A, Tanabe H, et al. White opaque substance within superficial elevated gastric neoplasia as visualized by magnification endoscopy with narrow-band imaging: a new optical sign for differentiating between adenoma and carcinoma. Gastrointest Endosc 68:574-580, 2008.

[3] Matsushita M, Mori S, Uchida K, et al. "White opaque substance" and "light blue crest" within gastric flat tumors or intestinal metaplasia: same or different signs? Gastrointest Endosc 70:402-403, 2009.

[4] Kanemitsu T, Yao K, Nagahama T, et al. Extending magnifying NBI diagnosis of intestinal metaplasia in the stomach: the white opaque substance marker. Endoscopy 49:529-535, 2017.

[5] Yao K, Iwashita A, Nambu M, et al. Nature of white opaque substance in gastric epithelial neoplasia as visualized by magnifying endoscopy with narrow-band imaging. Dig Endosc

24:419–425, 2012.

[6] Ueo T, Yonemasu H, Yada N, et al. White opaque substance represents an intracytoplasmic accumulation of lipid droplets ; immunohistochemical and immunoelectron microscopic investigation of 26 cases. Dig Endosc 25:147–155, 2013.

[7] Ueo T, Yonemasu H, Yao K, et al. Histologic differentiation and mucin phenotype in white opaque substance–positive gastric neoplasias. Endosc Int Open 3:E597–604, 2015.

[8] 八尾建史. 白色不透明物質[white opaque substance (WOS)]. 胃と腸 52:604, 2017.

[9] Nakanishi H, Doyama H, Ishikawa H, et al. Evaluation of an e–learning system for diagnosis of gastric lesions using magnifying narrow–band imaging : a multicenter randomized controlled study. Endoscopy 49:957–967, 2017.

[10] Ohtsu K, Yao K, Matsunaga K, et al. Lipid is absorbed in the stomach by epithelial neoplasms (adenomas and early cancers) : a novel functional endoscopy technique. Endosc Int Open 3:E318–322, 2015.

[11] Enjoji M, Kohjima M, Ohtsu K, et al. Intracellular mechanisms underlying lipid accumulation (white opaque substance) in gastric epithelial neoplasms : a pilot study of expression profiles of lipid–metabolism–associated genes. J

Gastroenterol Hepatol 31:776–781, 2016.

Summary

A Useful Marker Instead of the Vessel Plus Surface Classification System—White Opaque Substance

Hiroyoshi Nakanishi1), Hisashi Doyama[1]

WOS (white opaque substance) is a novel endoscopic finding that is frequently found in the intestinal metaplasia of chronic gastritis mucosa or gastric neoplasms. WOS is an accumulation of lipid droplets within the epithelium and subepithelium ; it appears white because the light projected by the endoscope is intensely scattered or reflected on the surface. The visibility of the blood vessel is low because the projected light does not reach the microvessel under the epithelium. The morphology of the WOS is a useful marker for differentiating whether the lesion is cancer or non-cancer.

[1] Department of Gastroenterology, Ishikawa Prefectural Central Hospital, Kanazawa, Japan.

胃癌诊断体系以外的有用表现

——分界线：着眼于形状的小凹陷型胃病变的鉴别诊断

金坂 卓[1]

上堂 文也

荒尾 真道[2]

岩坪 太郎[1]

岩上 裕吉

松野 健司

竹内 洋司

石原 立

摘要● 在胃的 NBI 联合放大观察中，有时在非肿瘤性的凹陷型病变可以观察到"在由背景黏膜的小凹边缘上皮环绕的内侧有凸出的明显的分界线（MCDL）"。DL 在凹陷型病变的 73%（252/347）可以观察到，MCDL 在 DL 阳性凹陷型病变的 34%（86/252）可以观察到。MCDL 阳性病变的 97%（83/86）为非癌病变。MCDL 对非癌病变的灵敏度、特异性、阳性预测率分别为 38%、91%、97%。在 MCDL 阳性病变的 97% 有肠上皮化生，其程度与 MCDL 阴性病变相比明显增高。

关键词　胃癌　肠上皮化生　窄带成像（NBI）　放大内镜　分界线（DL）

[1] 大阪国際がんセンター消化管内科
　〒541-8567 大阪市中央区大手前 3 丁目 1-69
　E-mail : takashikanesaka@gmail.com
[2] 岐阜大学医学部附属病院消化器内科

前言

在胃的窄带成像（narrow band imaging, NBI）联合放大观察中，有时在非肿瘤性的凹陷型病变可以观察到"在由背景黏膜的小凹边缘上皮环绕的内侧有凸出的明显的边界线（multiple convex demarcation line，MCDL，**图 1**）"。此次，评价了 MCDL 的比率和在癌 / 非癌的鉴别诊断上的诊断能力。

凹陷型病变

图 1　MCDL 的略图

方法

1. 对象

将以早期胃癌的放大内镜诊断能力的评价为目的的过去的多中心前瞻性试验（NBI 研究）的对象病例作为本研究的对象。

（1）NBI 研究的对象

在早期胃癌病例或有早期胃癌的内镜治疗史

的病例中，胃切除后病例、严重的脏器损伤以及进行活检风险高的病例被排除在外。自 2008 年 6 月至 2010 年 5 月期间共登记 1353 例，接受了上消化道内镜检查（esophagogastroduodenoscopy, EGD）。在 362 例中发现了小于 10 mm 的小凹陷型胃病变。在 1 个病例中发现多个病变的情况

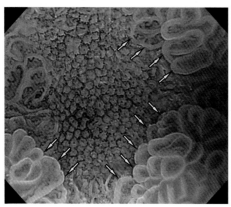

图2 【病例1】有 DL，MCDL ≥ 2/3。在被背景胃黏膜的小凹边缘上皮所环绕的内侧见有许多凸起的形状（黄色箭头所指）

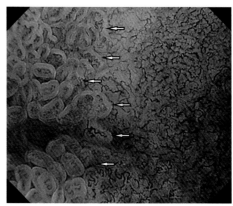

图3 【病例2】有 DL，MCDL>0 且<1/3。用白色箭头指示 DL。其中，在被背景胃黏膜的小凹边缘上皮所环绕的内侧部分见有凸起的形状（黄色箭头所指）

下，只以最初发现的病变为对象。在临床研究协议项目检查中，在拍摄对象病变的图像后，对该部位施行了活检。排除了从临床研究失访的9例，分析了353例。

2. 内镜表现的定义

（1）分界线（demarcation line, DL）

指在凹陷型胃病变和背景胃黏膜之间的微血管结构或表面微细结构急剧变化的分界线。

（2）MCDL

DL 中满足以下条件的：

1）被背景胃黏膜的小凹边缘上皮环绕；

2）在其内侧呈多数凸出的形状。

3. 内镜表现的评价

1名内镜医生重新观察内镜图像，将 DL 的有无以及图像上 DL 中的 MCDL 的比例分为4个等级进行了评价：① 0；②>0 且<1/3；③≥ 1/3 且<2/3；④≥ 2/3。

4. MCDL 阳性病变的组织学评价

在 NBI 研究的本院登记病例中，重新评价了非癌病变的活检标本。1名病理医生基于悉尼分类（the updated Sydney system），诊断了单核细胞浸润（炎症）、中性粒细胞浸润（活动性）、萎缩、肠上皮化生、幽门螺杆菌（*Helicobacter pylori*）感染这5个项目。将这5个项目按其轻重程度分为4个等级进行了评价：①正常（normal）；②轻度（mild）；③中度（moderate）；④重度（marked）。

结果

1. 对象

在 NBI 研究的对象病例353例中，除了难以获得内镜图像的3例和没有保存适当图像的3例外，对347例347处病变（癌39例、非癌308例）进行了分析。

2. 病例

[病例1，图2]有 DL，MCDL ≥ 2/3。

在被背景胃黏膜的小凹边缘上皮所环绕的内侧见有多个凸出的形状（**图2**，黄色箭头所指）。活检组织诊断为伴有肠上皮化生的胃炎。

[病例2，图3]有 DL，MCDL>0 且<1/3。

在被背景胃黏膜的小凹边缘上皮所环绕的内侧部分见有凸出的形状（**图3**，黄色箭头所指）。活检组织诊断为癌。

[病例3，图4]无 DL。

在凹陷部和背景胃黏膜之间未见微血管结构和表面微细结构的明显差异。活检组织诊断为伴有肠上皮化生的胃炎。

3. 对于小凹陷型胃病变的诊断能力

DL 的有无与活检组织病理学诊断之间的相关性如**图5**所示。DL 在凹陷型胃病变的73%

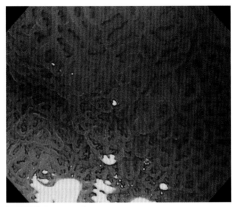

图4 [症例3] 无 DL

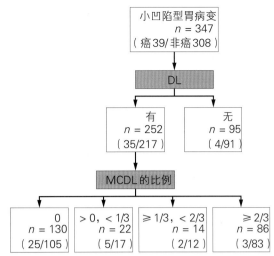

小凹陷型胃病变
n = 347
（癌39/非癌308）

DL

有
n = 252
（35/217）

无
n = 95
（4/91）

MCDL 的比例

0
n = 130
（25/105）

> 0、< 1/3
n = 22
（5/17）

≥ 1/3、< 2/3
n = 14
（2/12）

≥ 2/3
n = 86
（3/83）

图5 内镜表现和活检组织病理学诊断之间的相关性

（252/347）、癌的 90%（35/39）、非癌病变的 70%（217/308）中可以观察到，对癌的灵敏度、特异性、阳性预测率、阴性预测率、正诊率分别为 90%、30%、14%、96%、36%。

MCDL 的比例与活检组织病理学诊断之间的相关性如**图5**所示。为了鉴别癌和非癌的临界值（cut off value）采用约登指数（Youden's J index），设定为 2/3。MCDL 在 DL 阳性凹陷型胃病变中比率为 34%（86/252）、癌为 9%（3/35）、非癌病变为 38%（83/217），对非癌病变的灵敏度、特异性、阳性预测率、阴性预测率、正诊率分别为 38%、91%、97%、19%、46%。

4. 内镜表现和癌之间的相关性

DL 与癌显著相关［比值比（odds 比）为 3.7，95% 置信区间（confidence interval，CI）为 1.3 ~ 14.6，$P=0.01$］，显示 MCDL 与癌呈负相关（odds 比为 0.15，95%CI 为 0.03 ~ 0.51，$P<0.001$）。

5. 非癌病变的组织学特征

以在本院登记的 118 例非癌病例为对象。在 MCDL 阳性病变（≥ 2/3）中，97% 的病变分别见有萎缩和肠上皮化生。肠上皮化生的程度，MCDL 阳性病变与阴性病变相比明显增高（$P=0.028$）。关于单核细胞浸润、中性粒细胞浸润、

萎缩，在两组之间未见显著性差异。另外，MCDL 阳性病变与 MCDL 阴性病变相比，幽门螺杆菌感染程度明显降低（$P=0.014$）。

结语

在胃的 NBI 联合放大观察中，DL 被认为是早期胃癌的特征之一，在早期胃癌的放大内镜诊断简化流程（magnifying endoscopy simple diagnostic algorithm for early gastric cancer，MESDA-G）中，DL 被列为胃癌放大内镜诊断的最初评价项目。

在本文中，作为 NBI 联合放大观察的新表现的 MCDL，在小凹陷型胃病变的鉴别诊断上，对于非癌病变显示出高特异性和高阳性预测率。由于在日常诊疗中非肿瘤性的凹陷型胃病变比早期胃癌的发现率更高，正确诊断非癌病变的临床意义很大。

本文以"Multiple convex demarcation line for prediction of benign depressed gastric lesions in magnifying narrow-band imaging."为题目刊载于"EndoscInt Open 6: E145-155, 2018"，一部分进行了补充和修正。

参考文献

[1] Ezoe Y, Muto M, Uedo N, et al. Magnifying narrow band imaging is more accurate than conventional white-light imaging in diagnosis of gastric mucosal cancer. Gastroenterology

141：2017–2025, 2011.

[2] Dixon MF, Genta RM, Yardley JH, et al. Classification and grading of gastritis. The updated Sydney System. International Workshop on the Histopathology of Gastritis, Houston 1994. Am J Surg Pathol 20：1161–1181, 1996.

[3] Muto M, Yao K, Kaise M, et al. Magnifying endoscopy simple diagnostic algorithm for early gastric cancer（MESDA–G）. Dig Endosc 28：379–393, 2016.

Summary

Differential Diagnosis of Small Depressed Gastric Lesions According to the Shape of Demarcation Line in Magnifying Narrow-band Imaging

Takashi Kanesaka[1], Noriya Uedo,
Masamichi Arao[2], Taro Iwatsubo[1],
Hiroyoshi Iwagami, Kenshi Matsuno,
Yoji Takeuchi, Ryu Ishihara

In magnifying narrow-band imaging of the gastric mucosa, a characteristic DL（demarcation line）has been occasionally found in non-cancerous depressed lesions. This DL forms multiple convex shapes along the edge of surrounding epithelial mucosa. We refer to this novel finding as MCDL（multiple convex DL）. DL was present in 252 out of 347 lesions（73%）, whereas MCDL was observed in 86 out of 252 lesions（34%）. Out of 86 lesions with MCDL, 83（97%）were non-cancerous. The sensitivity, specificity, and positive predictive values of MCDL for non-cancerous lesions were 38%, 91%, and 97%, respectively. Intestinal metaplasia was seen in 97% of the lesions that were positive for MCDL. The grade of intestinal metaplasia was significantly higher in the lesions with MCDL, compared with those without MCDL.

[1]Department of Gastrointestinal Oncology, Osaka International Cancer Institute, Osaka, Japan.

[2]Department of Gastroenterology, Gifu University Hospital, Gifu, Japan.

胃癌诊断体系以外的有用表现

——白球征（WGA）

土山 寿志[1]

摘要●白球征（WGA）如果存在于 DL 内部，就能够从低度异型腺瘤和胃炎等非癌中鉴别诊断分化型癌，是一种特异性高的胃内镜所见。进一步来说，由于也是容易判定其存在的所见，所以不论内镜医生的放大内镜经验如何，可以期待通过 WGA 的存在提高对定性诊断能力的效果。

关键词　白球征（WGA）　胃癌　窄带成像（NBI）　扩张性腺管坏死物质

[1] 石川县立中央病院消化器内科　〒920-8530金泽市鞍月東2丁目1
E-mail : doyama.134@gmail.com

前言

白球征（white globe appearance，WGA）是作为接近胃癌病理的胃窄带成像（narrow band imaging，NBI）联合放大内镜诊断（magnifying endoscopy with NBI，M-NBI）的一种进步，为新见解之一。在本文中，对此新的内镜标志物 WGA 进行说明。

所谓的WGA是指什么

WGA 的定义是"在 M-NBI 观察中见到的存在于上皮正下方的小（小于 1 mm 的）白色球形表现"（**图1**）。该定义中的"上皮正下方"是指存在于上皮内的微血管下的意思，"球形"可以从中心向边缘白色变浅一点推测出来。根据这一特征性表现，很容易鉴别 WGA 和其他的内镜表现。在怀疑为 WGA 的内镜表现时，可以通过高倍率的 M-NBI 来判断是否与定义一致。

已经判明，WGA 对应于在详细的组织病理学检查中，在内部潴留嗜酸性坏死物质的明显扩张的腺管，即所谓的腺体内坏死碎片（intraglandular

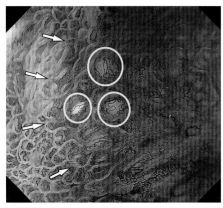

图1　NBI 联合放大图像（最大倍率）。白色箭头指示 DL，黄色圆圈部指示 WGA，WGA 的尺寸约为 0.4 mm
〔转载自"土山寿志，他. 画像所見と病理所見の対比法のコツ：胃—関心領域における目印マーキング法. 胃と腸　51：1203-1210, 2016"的图3b〕

necrotic debris，IND）（**图2**）。人们认为，由于坏死物质强烈地散射或反射来自内镜的投射光，所以作为白色被辨识。**图2**是癌腺管，已经有报道称 IND 是胃癌的特异性组织病理学标志物。也就是说，对内部潴留嗜酸性坏死物质的明显扩张的腺管的是 IND，通过内镜评价的是 WGA。

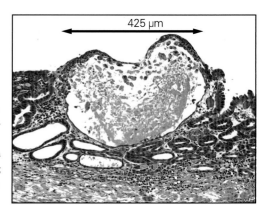

425 μm

图2 对应于 WGA 的组织病理图像。为在内部潴留坏死物质、明显扩张的腺管，即所谓的 IND。本病例的 IND 为癌腺管，其大小为 425 μm
〔转载自 "Doyama H, et al. The "white globe appearance"（WGA）: a novel marker for a correct diagnosis of early gastric cancer by magnifying endoscopy with narrow-band imaging（M-NBI）. Endosc Int Open 3: E120-124, 2015"的图3b〕

另外，由于到达距黏膜表层仅仅不到 100 μm 的 NBI 光的特性，所以通过 NBI 可辨识的 WGA 也只能到达 NBI 光到达的深度。由于 IND 在肿瘤深部也存在，因此作为结果，IND 的存在比例高于 WGA 的存在比例，在施行内镜黏膜下剥离术（endoscopic submucosal dissection, ESD）的早期胃癌中 42.3% 见有 IND。

在胃的WGA的临床意义

笔者等以 "WGA 是胃癌的特异性内镜标志物"为假说进行了 3 项临床试验：关于胃癌（包括低度异型腺瘤在内）和低度异型胃腺瘤之间鉴别的回顾性研究，关于胃癌（包括高度异型腺瘤在内）和包括胃炎在内的非癌之间鉴别的前瞻性研究，以及 WGA 学习后的测试图像上的胃 M-NBI 诊断能力变化的研究。从这些临床试验中得到的 WGA 的特征如**表 1** 所示。

根据WGA的胃癌诊断

在定性诊断方面，WGA 是特异性高的内镜标志物。即，如果 WGA 存在，可以从低度异型腺瘤和胃炎等非癌中鉴别诊断分化型癌。但是，由于胃炎也存在 WGA，因此应注意绝不是 WGA 就等于癌。不仅在各种各样的胃炎中可见 WGA，而且在消化性溃疡或 ESD 后的良性溃疡中也常见（**图 3**）。基本上应该根据 M-NBI 诊断体系的第一步，即根据分界线（demarcation line，DL）的有无进行定性诊断。

表1 胃 WGA 的特征

1. WGA 的比例
   - 存在比率在早期胃癌中约为 20%，在低度异型胃腺瘤中为 0，在胃炎中为 2.5%
   - 在 1 cm 以下的早期胃癌中约存在 40%
   - 与肉眼分型无关，大致以相同比率存在
   - 在组织分型中，存在于具有分化型成分的癌，但在纯未分化型癌中不存在
   - 与幽门螺杆菌的除菌无关，有存在的可能性
2. 存在于癌的 WGA
   - 易多发
   - 几乎全部为边缘分布（存在于分界线的内侧近旁）
   - 大小平均为 0.3 mm
   - 关于存在与否的判定的一致率非常高
3. 其他特征
   - 学习后对于 WGA 阳性胃癌的 M-NBI 诊断能力有极大提高
   - 在非癌病变中有可能与溃疡有关

在癌中见有的 WGA 几乎都存在于 DL 内侧近旁，这在实际临床中有很大的帮助。如果是联合 M-NBI 也难以进行侧向进展范围诊断的癌的话，WGA 的存在可以提示我们在其近旁有 DL，可以期待有助于侧向进展范围诊断的效果。另外，在详细检查时和 ESD 时，有时也会经历指出癌的存在本身变得困难的情况，但如果此时能够发现 WGA 的话，就可以以高可信度诊断癌的存在以及其近旁的 DL 的存在（**图 4**）。

另外，我们期待向癌的诊断方面有进一步的应用临床。在白光常规观察中的白色点状物有时成为发现癌的契机（**图 5a**）。这种白色点状物与 M-NBI 图像中的 WGA 相对应（**图 5b**）的经

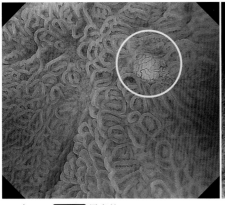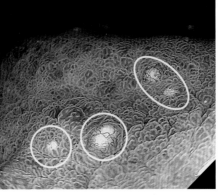

<table>
<tr><td>a</td><td>b</td></tr>
</table>

图3 胃炎的 WGA

a 良性溃疡瘢痕。在 NBI 联合放大观察（最大倍率）中见有 WGA（黄色圆圈部），但 DL 为 absent，在这时可能诊断为非癌。

b 嗜酸性胃肠炎。在 NBI 联合放大观察（中等倍率）中见有 WGA（黄色圆圈部）的多发。

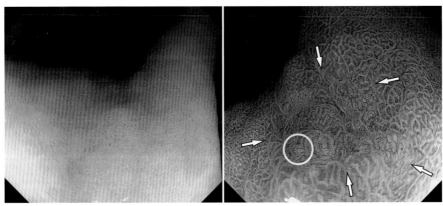

<table>
<tr><td>a</td><td>b</td></tr>
</table>

图4 为在 ESD 时癌的存在本身就很难指出的 5 mm 大小的高分化型腺癌

a 常规内镜图像（白光）。在胃角部前壁难以发现癌的存在。

b NBI 联合放大图像。在中等倍率下仔细观察胃角部前壁，确定了微血管结构及表面微细结构与背景黏膜不同的区域（白色箭头所指）。即使是在最大倍率下，癌的诊断也为低可信度，但由于 WGA（黄色圆圈部）的存在，以高可信度修正诊断为癌。

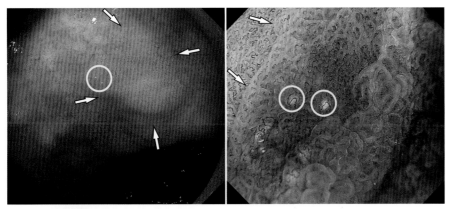

<table>
<tr><td>a</td><td>b</td></tr>
</table>

图5 WGA 成为发现癌契机的 10 mm 大小的高分化型腺癌

a 常规内镜图像（白光）。在胃体下部小弯处见有 2 个白色点状物（黄色圆圈部）。在其近旁稍微存在一点发红和褪色混杂（白色箭头所指）的区域。

b NBI 联合放大图像（最大倍率）。常规观察（白光）下的白色点状物可以确认是 WGA（黄色圆圈部）。在其近旁存在 DL（白色箭头所指）。

历不少。

结语

　　WGA 是分化型胃癌的特异性内镜标志物。而且由于是易于判定其存在的表现，所以不论放大内镜经验如何，都可以期待其对内镜诊断能力的提高有所贡献。

参考文献

[1] Doyama H, Yoshida N, Tsuyama S, et al. The "white globe appearance"（WGA）: a novel marker for a correct diagnosis of early gastric cancer by magnifying endoscopy with narrow-band imaging（M-NBI）. Endosc Int Open　3: E120-124, 2015.

[2] 土山寿志, 中西宏佳, 吉田尚弘, 他. 画像所見と病理所見の对比法のコツ: 胃—関心領域における目印マーキング法. 胃と腸　51:1203-1210, 2016.

[3] Yoshida N, Doyama H, Nakanishi H, et al. White globe appearance is a novel specific endoscopic marker for gastric cancer: a prospective study. Dig Endosc　28:59-66, 2016.

[4] Watanabe Y, Shimizu M, Itoh T, et al. Intraglandular necrotic debris in gastric biopsy and surgical specimens. Ann Diagn Pathol　5:141-147, 2001.

[5] Omura H, Yoshida N, Hayashi T, et al. Interobserver agreement in detection of "white globe appearance" and the ability of educational lectures to improve the diagnosis of gastric lesions. Gastric Cancer　20:620-628, 2017.

[6] 土山寿志. WGA（white globe appearance）. 臨消内科　31:1162-1166, 2016.

Summary

A Useful Marker other than the Vessel plus Surface Classification System—White Globe Appearance

Hisashi Doyama[1]

WGA（white globe appearance）, if present within the demarcation line, is a highly specific endoscopic finding that could facilitate endoscopists differentiate between gastric cancer and non-cancer such as low-grade adenomas and gastritis.

Furthermore, owing to the high-level visibility and ease of determination regardless of the level of endoscopic experience of endoscopists, the identification of WGA is expected to enhance the effect of qualitative diagnostic ability.

[1]Department of Gastroenterology, Ishikawa Prefectural Central Hospital, Kanazawa, Japan.

胃癌诊断体系以外的有用表现

——上皮环内血管模式（VEC pattern）

金光 高雄[1]

八尾 建史

宫冈 正喜

小岛 俊树[2]

中马 健太[1]

长谷川 梨乃

池园 刚

大津 健圣[2]

小野 阳一郎

植木 敏晴

太田 敦子[3]

田边 宽

原冈 诚司

岩下 明德

摘要●据报道，乳头状腺癌与管状腺癌相比，在病理学上生物学恶性度高。但是，通过以往的常规内镜观察诊断乳头状腺癌是不可能的。笔者等将在放大内镜观察中，血管存在于被圆形的小凹边缘上皮所包围的圆形的窝间部上皮下的间质中这一特征性表现称为上皮环内血管模式"vessels within epithelial circle（VEC）pattern"，报道了在乳头状分化腺癌的特征性表现。根据以前笔者等报道的病例对照研究，在术前被诊断为分化型癌的早期癌中，通过 NBI 联合内镜被可视化的 VEC pattern 在诊断组织学的乳头状结构上是有用的。并且，在 VEC pattern 阳性的早期胃癌中约 1/4 的病变见有未分化型癌的混合存在和黏膜下浸润，认为 VEC pattern 在术前预测癌的高恶性度方面有可能成为有用的标志物。

关键词　胃癌　放大内镜　乳头状腺癌　上皮环内血管模式（VEC pattern）

[1] 福冈大学筑紫病院内视镜部　〒818-0067筑紫野市俗明院1丁目1-1
E-mail : t.kanemitsu93@gmail.com
[2] 同　消化器内科
[3] 同　病理部

前言

笔者等报道，将在窄带成像（narrow band imaging，NBI）联合放大内镜检查中观察到的被环形小凹边缘上皮（marginal crypt epithelium，MCE）包绕的环形的窝间部上皮下存在血管的表现称为上皮环内血管模式（vessels within epithelial circle pattern，VEC pattern），为乳头状腺癌的特征性表现。在本文中，根据笔者等以前进行的研究，就 VEC pattern 的组织学的乳头状结构的诊断能力和 VEC pattern 阳性胃癌的恶性度举出具体的病例进行概述。

VEC pattern的回顾性研究

1. 对象和方法

自 2006 年 1 月至 2011 年 11 月在笔者所在医院施行早期胃癌内镜黏膜下剥离术（endoscopic submucosal dissection，ESD）的全部 430 例病例中，以对其进行放大内镜观察，且在术前活检中被诊断为分化型癌的 395 例为对象。其中 VEC pattern 阳性为 35 例，将这些病例作为对象组。从 VEC pattern 阴性的 360 例中，将与 VEC pattern 阳性胃癌的肿瘤径大小、主要肉眼分型一致的 70 例作为对照组，从组织病理学角度进行了比较研究。

2. 结果

组织学的乳头状结构的比率在 VEC pattern 阳性组为 94.3% (33/35)，在 VEC pattern 阴性组为 8.6% (6/70)。通过 NBI 联合放大内镜捕捉到的 VEC pattern 的存在与组织学上的乳头状结构的存在之间见有非常强的相关性 ($P<0.001$)。通过在 NBI 联合放大内镜下观察到的 VEC pattern 诊断乳头状结构的灵敏度、特异性、阳性预测率、阴性预测率分别为 84.6% (33/39)、97.0% (64/66)、94.3% (33/35)、91.4% (64/70)。未分化型癌混合存在的比率在 VEC pattern 阳性组为 22.9% (8/35)，在 VEC pattern 阴性组为 2.9% (2/70) ($P=0.002$)。在黏膜下层见有浸润的比率，在 VEC pattern 阳性组为 25.7% (9/35)，在 VEC pattern 阴性组为 10% (7/70) ($P=0.045$)。

3. 结论

术前被诊断为分化型癌的早期癌，通过 NBI 联合放大内镜发现的 VEC pattern 在诊断组织学的乳头状结构上是有用的。并且，在 VEC pattern 阳性的早期胃癌的约 1/4 的病变中见有未分化型癌的混合存在和黏膜下浸润，认为 VEC pattern 在术前预测癌的高恶性度方面有可能是有用的标志物。

病例

[**病例 1**] 70 多岁，男性。

(1) 常规内镜表现

在靠近前庭部前壁发现一处 30 mm 大小、发红和褪色混杂存在的低矮的隆起型病变 (0-Ⅱa+Ⅱc 型，**图 1a**)。在靛胭脂染色后的观察中，隆起的抬高很明显，在病变的中央部见有浅的凹陷 (**图 1b**)。

(2) NBI 联合放大内镜表现 (浸水观察，最大倍率)

对病变中央部 (**图 1b**，黄框部) 进行了 NBI 联合放大观察 (**图 1c**)。虽然没有提示边界部，但见有明显的分界线 (demarcation line，DL)。关于表面微细结构，各个 MCE 呈大小不同的圆形～类圆形或弧形，形状不均一，分布不对称，

排列也不规则，判定为 irregular MS (microsurface) pattern。关于微血管结构，各个微血管呈各种各样的开放性袢状形态，形状不均一，分布不对称，排列也不规则，判定为 irregular MV (microvascular) pattern。由以上表现，根据 VS 分类系统，判定为 irregular mv pattern plus irregular ms pattern with DL，满足了癌的诊断标准。另外，在被 MCE 包绕的圆形的窝间部上皮下见有血管存在的表现，为 VEC pattern 阳性 (**图 1c**，黄色箭头所指)。

(3) 组织病理学表现

在低倍放大图像中，异型腺管伴有比较窄的纤维血管性间质，呈较高的乳头状结构 (**图 1d**)。通过高倍放大图像，可以观察到围绕间质的类圆形的癌上皮结构游离。核呈大小不同的类圆形，N/C 比增大，见有明显的核小体 (**图 1e**)。

(4) 临床随访

通过 ESD 病变被整块切除，肿瘤大小为 30 mm，系高分化腺癌，为浸润深度 pT1a、pUL0、Ly0、V0、pHM0、pV0，是治愈性切除的结果。

[**病例 2**] 70 多岁，男性。

(1) 常规内镜表现

在幽门前庭后壁发现一处约 25 mm 大小、由发红和褪色构成的扁平隆起型病变 (0-Ⅱa+Ⅱc 型，**图 2a**)。在靛胭脂染色图像中，表面呈比较均一的微小颗粒状 (**图 2b**)。

(2) NBI 联合放大内镜表现 (浸水观察，最大倍率)

当 NBI 联合放大观察病变的褪色区域 (**图 2b**，蓝框部) 时，在病变和背景黏膜之间见有明显的 DL (**图 2c**，黄色箭头所指)。关于表面微细结构，见有小型正圆形～类圆形的 MCE，形状均一，分布对称，排列也规则，判定为 regular MS pattern。关于微血管结构，虽然各种形态也有辨识困难的部位，但对可见的微血管来说，各个的形态为开放性或封闭袢状，呈现形状不均一，分布对称，排列较规则，判定为 irregular MV pattern，为 VEC pattern 阳性 (**图 2c**，白色箭头所指)，根据 VS 分类系统判定为

图1 [病例1]

a 常规内镜图像（白光）。在靠近前庭部前壁见有一处 30 mm 大小、发红和褪色混杂存在的低矮的隆起型病变（0-Ⅱa+Ⅱc 型）。

b 靛胭脂染色图像。隆起的增高明显，在病变的中央部见有浅凹陷。

c NBI 联合放大内镜图像（**b** 的黄框部，最大倍率）。在被 MCE 包绕的圆形的窝间部上皮下见有血管存在的表现，为 VEC pattern 阳性（黄色箭头所指）。

d 与 **c** 对应的组织病理图像（HE 染色，低倍放大）。异型腺管伴有比较窄的纤维血管性间质，呈较高的乳头状结构。

e 与 **c** 对应的组织病理图像（HE 染色，高倍放大）。观察到围绕间质的类圆形的癌上皮结构游离。核呈大小不同的类圆形，N/C 比增大，见有明显的核小体。

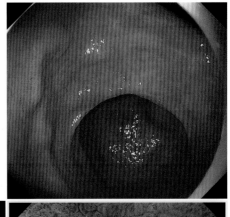

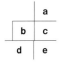

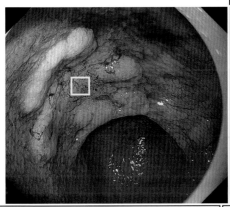

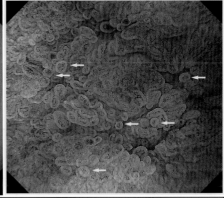

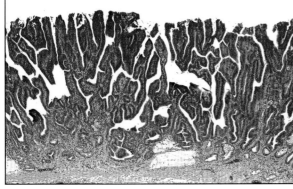

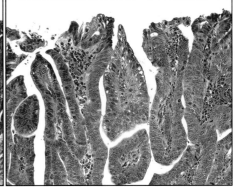

irregular MV pattern plus regular MS pattern with DL（VEC pattern，+），满足了癌的诊断标准。在发红区域（**图 2b**，黄框部）的 NBI 联合放大观察中见有 DL（**图 2d**，黄色箭头所指），关于表面微细结构，各个 MCE 呈弧状形态，形状不均一，分布不对称，排列不规则，判定为 irregular MS pattern。另外，关于微血管结构，各个微血管呈封闭性袢状形态，形状不均一，分布不对称，排列不规则，判定为 irregular MV pattern。

由以上表现，根据 VS 分类系统，判定为 irregularMV pattern plus irregular MS pattern with DL（VEC pattern，+），满足了癌的诊断标准。

（3）组织病理学表现

在病变褪色区的组织病理图像（**图 2e**）中，肿瘤上皮呈由窄的间质构成的乳头状结构。另外，在黏膜深层见有淋巴管侵袭（**图 2f**，黄色箭头所指）。在病变的发红区域，肿瘤腺管呈管状结构，在黏膜深层见有肿瘤腺管的融合，为高分

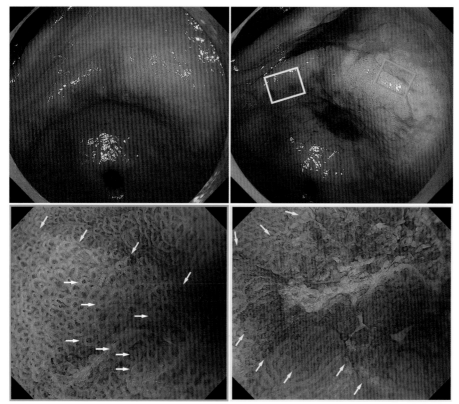

a	b
c	d

图2 [病例2]

a 常规内镜图像（白光）。在幽门前庭后壁发现一处约 25 mm 大小、由发红和褪色构成的扁平隆起型病变（0-Ⅱa+Ⅱc 型）。

b 靛胭脂染色图像。表面呈比较均一的微小颗粒状。

c NBI 联合放大内镜图像（**b** 的蓝框部，最大倍率）。在病变和背景黏膜之间见有明显的 DL（黄色箭头所指）。另外，见有小型的正圆形～类圆形的 MCE，为 VEC pattern 阳性（白色箭头所指）。

d NBI 联合放大内镜图像（**b** 的黄框部，最大倍率）。在病变和背景黏膜之间见有明显的 DL（黄色箭头所指），病变呈 irregular MV pattern plus irregular MS pattern。

化～中分化腺癌的表现（**图2g**）。

（4）临床随访

通过 ESD 病变被整块切除，肿瘤直径为 25 mm，系高分化腺癌，浸润深度为 pT1a、pUL0、Ly1、V0、pHM0、pV0，为姑息切除的结果。在与患者商量后，采取不追加手术而是进行随访观察的方案。

讨论

通过上述研究明确了 NBI 联合内镜观察到的 VEC pattern 是诊断组织学的乳头状结构的非常有用的指标。认为通过 NBI 联合放大观察被可视化的由 MCE 包绕的正圆形的窝间部与组织学上的乳头状的窝间部相对应，被环形上皮包绕的微血管与组织学上乳头状的窝间部的间质增生的血管相对应（**图3**）。

关于 VEC pattern 的处理，有两个注意点：第一，为了判定为 VEC pattern 阳性，MCE 的形态不是类圆形，而是呈规整的正圆形，并且有必要能够无欠缺全周性地进行溯源。在不是这样的情况下，组织学上不是乳头状结构，而是呈管状结构。第二，需要注意的是，VEC pattern 是诊断组织学上乳头状结构的指标，不是鉴别诊断癌和非癌的指标。上述的结果是以在活检中已经被

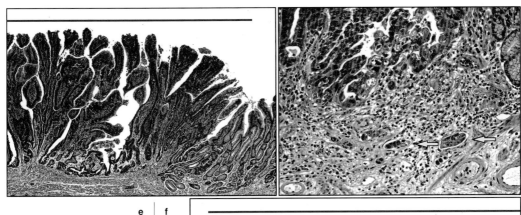

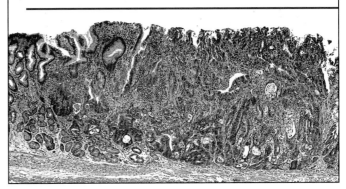

图2［症例2］

e 与 **b** 的蓝框部对应的组织病理图像（HE 染色，低倍放大）。肿瘤上皮呈由窄的间质组成的乳头状结构。红线表示癌的范围。

f 组织病理图像（HE 染色，高倍放大）。在黏膜深层见有淋巴管侵袭（黄色箭头所指）。

g 与 **b** 的黄框部对应的组织病理图像（HE 染色，低倍放大）。肿瘤腺管呈管状结构，在黏膜深层见有肿瘤腺管的融合，为高分化～中分化腺癌的表现。红线表示癌的范围。

诊断为分化型癌的病变为对象而得到的。一般来说，在肠上皮化生等非癌黏膜的 NBI 联合放大观察中发现 VEC pattern 的情况也并不少见，笔者想强调，VEC pattern 阳性并不等于是癌。病变的癌/非癌的鉴别基于 VS 分类系统，以微血管结构和表面微细结构为指标进行诊断是原则。

另外，VEC pattern 是组织学上的乳头状结构的标志物，即使 VEC pattern 呈阳性，也不是诊断所谓的乳头状腺癌（pap）的标志物。当然，乳头状腺癌呈现明显的 VEC pattern 是事实，但也有管状腺癌的表层部呈乳头状结构的情况，有必要知晓并不是 VEC pattern 阳性就等于是乳头状腺癌。

在之前的研究中，在 VEC pattern 阳性早期胃癌的约 1/4 的病变中见有未分化型癌的混合存在和黏膜下浸润，即使是相同的分化型癌也呈高的恶性度。在最近的 Kim 等以 ESD 病例为对象的回顾性研究中，报道称乳头状腺癌与高分化～中分化腺癌相比，见有淋巴管/静脉侵袭、

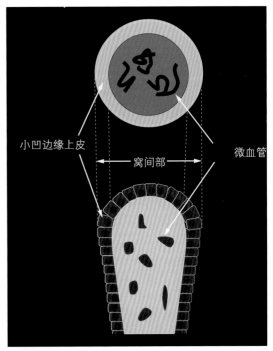

图3 通过 NBI 联合放大内镜可视化的 VEC pattern（上部）和对应的组织病理学表现（下部）的略图

黏膜下浸润以及未分化型癌的混合存在的比例明显较高。另外，据报道在以外科切除的早期胃癌为对象的研究中，乳头状腺癌与其他的分化型癌相比，呈现淋巴管/静脉侵袭、黏膜下浸润以及淋巴结转移的比例也更高。而且，也有报道称，在早期胃癌病变内的一部分（全体的 10% 以上）具有乳头状腺癌成分的本身就是淋巴管侵袭的独立的风险因子。

如上所述，通过放大内镜可见的 VEC pattern 有可能是在术前预测通过常规内镜无法捕捉到的胃癌的高恶性度的有用标志物。但是，上述结果是通过在单一机构进行的少数回顾性研究得出的。而且，对象也仅限于临床上诊断为黏膜内癌的内镜切除病例。今后，有必要进行前瞻性研究，以内镜切除病例和外科切除病例（包括黏膜下浸润癌）的早期胃癌为对象，在术前全方位地进行 NBI 联合放大观察病变，再次研究呈 VEC pattern 的病变的诊断学意义。

参考文献

[1] 八尾建史. 特異な拡大内視鏡像を呈する症例. 八尾建史，松井敏幸，岩下明德. 胃拡大内視鏡. 日本メディカルセンター，pp 172-178, 2009.

[2] Kanemitsu T, Yao K, Nagahama T, et al. The vessels within epithelial circle（VEC）pattern as visualized by magnifying endoscopy with narrow-band imaging（ME-NBI）is a useful marker for the diagnosis of papillary adenocarcinoma : a case-controlled study. Gastric Cancer 17:469-477, 2014.

[3] Yao K, Anagnostopoulos GK, Ragunath K. Magnifying endoscopy for diagnosing and delineating early gastric cancer. Endoscopy 41:462-467, 2009.

[4] Kim TS, Min BH, Kim KM, et al. Endoscopic submucosal dissection for papillary adenocarcinoma of the stomach : low curative resection rate but favorable long-term outcomes after curative resection. Gastric Cancer 2018[Epub ahead of print].

[5] Min BH, Byeon SJ, Lee JH, et al. Lymphovascular invasion and lymph node metastasis rates in papillary adenocarcinoma of the stomach : implications for endoscopic resection. Gastric Cancer 21:680-688, 2018.

[6] Lee HJ, Kim GH, Park DY, et al. Endoscopic submucosal dissection for papillary adenocarcinoma of the stomach : is it really safe? Gastric Cancer 20:978-986, 2017.

[7] Sekiguchi M, Sekine S, Oda I, et al. Risk factors for lymphatic and venous involvement in endoscopically resected gastric cancer. J Gastroenterol 48:706-712, 2013.

[8] Sekiguchi M, Kushima R, Oda I, et al. Clinical significance of a papillary adenocarcinoma component in early gastric cancer : a single-center retrospective analysis of 628 surgically resected early gastric cancers. J Gastroenterol 50:424-434, 2015.

Summary

Vessels within Epithelial Circle Pattern

Takao Kanemitsu[1], Kenshi Yao,
Masaki Miyaoka, Toshiki Kojima[2],
Kenta Chuman[1], Rino Hasegawa,
Gou Ikezono, Kensei Ohtsu[2],
Yoichiro Ono, Toshiharu Ueki,
Atsuko Ota[3], Hiroshi Tanabe,
Seiji Haraoka, Akinori Iwashita

Conventional endoscopy is not useful for the diagnosis of papillary adenocarcinoma, which is pathologically more malignant than tubular adenocarcinoma. We report a novel characteristic pattern of differentiated papillary adenocarcinoma observed through high-magnification endoscopy, wherein vessels in the subepithelial intercrypt stroma were surrounded by circular marginal crypt epithelium. Furthermore, in a case-control study, we previously reported that this VEC（vessels within epithelial circle）pattern was useful for preoperative histological diagnosis of papillary structures in early differentiated gastric cancer using narrow-band imaging with high-magnification endoscopy to visualize the VEC pattern. In addition, concomitant undifferentiated carcinoma and submucosal invasion were observed in approximately 25% of the VEC pattern-positive early gastric cancer lesions, which suggested that the VEC pattern is a useful preoperative predictive marker for high malignancy potential of gastric cancer.

[1]Department of Endoscopy, Fukuoka University Chikushi Hospital, Chikushino, Japan.

[2]Department of Gastroenterology, Fukuoka University Chikushi Hospital, Chikushino, Japan.

[3]Department of Pathology, Fukuoka University Chikushi Hospital, Chikushino, Japan.

除菌后放大观察对发现早期胃癌的作用及局限性

名和田 义高[1]

荒川 典之

远藤 希之[2]

田中 一平[1]

海野 修平

五十岚 公洋

阿部 洋子

玲木 宪次郎

奥园 彻

前田 有纪

平泽 大

松田 知己

中堀 昌人

长南 明道

摘要●对在笔者所在医院施行 ESD 的 2cm 以内曾感染幽门螺杆菌的 48 例早期胃癌 54 个病变进行了研究。NBI 非放大观察的病变内的颜色（褐色：同色：白色：绿色）与病变外相比为 48：2：2：2 例病变。通过 NBI 放大观察划出严密边界的边界明显组为 88.9%。整块完全切除率为 100%，在标记外没有病变进展的病例。当以边界明显组与不明显组比较时，癌的细胞异型度、表层非肿瘤上皮的覆盖程度等没有差别。另外，表层非肿瘤上皮的程度在癌的异型度方面没有差异，与背景黏膜之间也没有相关性。很难从 NBI 放大表现推测表层非肿瘤上皮的存在或覆盖程度。有时通过 NBI 放大观察难以进行范围诊断，通过白光观察及 NBI 非放大观察把握病变的整体情况也是很重要的。

关键词　除菌后发现胃癌　窄带成像（NBI）　放大内镜

[1] 仙台厚生病院消化器内科　〒980-0873仙台市青葉区広瀬町4-15
　　E-mail：hakata.x@gmail.com
[2] 同　病理診断科

前言

2013 年 2 月，针对慢性胃炎的幽门螺杆菌（*Helicobacter pylori*）除菌疗法被纳入保险条款 5 年多以来，大部分上消化道内镜检查（esophagogastroduodenoscopy，EGD）病例为曾感染或未感染幽门螺杆菌的胃。在这种情况下进行内镜治疗的早期胃癌病例中，也是曾感染幽门螺杆菌的病例较多。迄今为止，以各种各样的观点报道了关于除菌后发现早期胃癌的诊断的困难程度。据报道，在常规观察和窄带成像（narrow band imaging，NBI）放大观察中，内镜表现均呈现与周围背景黏膜类似的"胃炎样"表现。现在这种认识已经普及到许多内镜医生中，有可能比以前更习惯于诊断。在本文中探讨了除菌后发现早期胃癌的诊断、治疗现状和诊断困难病例的特征。

对象

对象是自 2018 年 1 月至 5 月的 5 个月期间，在笔者所在医院施行了内镜黏膜下剥离术（endoscopic submucosal dissection，ESD）的 48 例早期胃癌病变中，被判定为曾感染幽门螺杆菌状态，并且通过放大内镜检查能够把握整个病变的肿瘤直径在 2cm 以内的 54 个病变。因为一般认为在除菌后发现的胃癌中，除菌后数年内发现的病变在除菌时就已经存在，因此在此次的研究中，在除菌后 1 年内发现的病变，以及被认为是

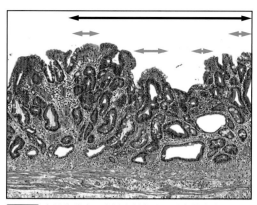

图1 表层非肿瘤上皮的定量方法。黑色箭头表示 tub1 存在的区域。绿色箭头表示表层非肿瘤上皮存在的区域。在中央切片上，测量并计算表层非肿瘤上皮存在的区域的长度，求出在该切片的癌整体长度中所占的比例

图2 背景的肠上皮化生的量化方法。6 mm 大小的 0-Ⅱc 型病变的切片后结晶紫染色图像。凹陷部分为癌，黄色虚线部分为存在癌的切片的切割线。在绿色箭头所指的癌和非肿瘤的边界部位中，求出在组织病理学上被诊断为肠上皮化生与癌相接的部位的比例

自然除菌的病例也包括在研究对象之内。

曾感染状态的定义是未见幽门螺杆菌血中抗体 IgG 呈阴性，并且在常规内镜图像中没有发现弥漫性发红等活动性胃炎的表现。在所有的对象病例中，内镜下在背景胃黏膜上见有萎缩，年龄中值为 76 岁，男女比例为 34:14。

研究项目

进行了如下 1~5 项研究项目。

1. 病变的临床病理学特征

研究了病变部位、病变大小、肉眼形态、浸润深度、组织分型、细胞异型度、表层非肿瘤上皮的覆盖程度。

细胞异型度基于渡边等的报道，分为低度异型癌和高度异型癌。低度异型癌为 N/C 比在 50% 以下、核为肿大纺锤形或卵圆形、在基底膜侧保持排列极性的病变，除此以外定为高度异型癌。在不同的组织分型／异型度区域混杂在一起的情况下，采用了在面积上占优势的组织分型／异型度。

表层非肿瘤上皮是存在于癌的表层的非肿瘤上皮，是伴有癌腺管和明显的前缘面形成的上皮。量化方法是以在中央切片上，表层非肿瘤上皮存在的长度占病变长度的比例进行评价，并以

10% 为单位进行判定 (图1)。

2. 背景黏膜的临床病理学特征

就黏膜萎缩的程度、有无除菌后发红、背景黏膜的肠上皮化生进行了研究。黏膜萎缩将木村、竹本分类的 C-1 ~ O-3 分别评分为 1~6 分进行评价。除菌后的发红是将见有斑状发红、地图状发红或色调逆转现象阳性中某一种表现的病变判定为阳性。背景黏膜的肠上皮化生的量化，是在存在癌的整个切片的癌和非肿瘤的边界部位中，在组织病理学上被诊断为肠上皮化生与癌相接的部位的比例 (图2)。

3. 内镜特征

研究了白光边界诊断正诊率、NBI 非放大观察中的病变颜色、NBI 放大观察边界诊断正诊率、整块完全切除率。白光边界诊断正诊率是通过白光观察能够辨识边界，并且其范围在组织病理学上为正确的比例。NBI 非放大观察中的病变颜色，是将病变内的颜色与病变外相比相对能看到什么颜色，分为褐色、同色、白色、绿色这 4 组进行了评价。NBI 放大观察边界诊断正诊率，是指通过观察到低倍放大，可以进行病变的定性诊断和严密的边界诊断，并且在组织病理学上，其范围为正确的比例。

表1 病变的临床病理学特征	
对象	48 例 54 病变
病变部位（U：M：L）	19：14：21
病变大小	10（2～20）mm*
肉眼形态（0-Ⅰ：0-Ⅱa：0-Ⅱb：0-Ⅱc）	1：25：2：26
浸润深度（M：SM1）	53：1
组织分型（tub1：tub2）	50：4
细胞异型度（低：高）	38：16
表层非肿瘤上皮	5%（～80%）*

*：中值（最小值～最大值）。

表2 背景黏膜的临床病理学特征	
对象	48 例 54 病变
黏膜萎缩	5（3～6）*
除菌后的发红	64.6%（31/48）
肠上皮化生	78%（0%～100%）*

*：中值（最小值～最大值）。

表3 内镜特征	
对象	48 例 54 病变
白光下边界诊断正诊率	74.1%（40/54）
NBI 观察病变颜色（褐色：同色：白色：绿色）	48：2：2：2
NBI 放大观察的边界诊断正诊率	88.9%（48/54）
整块完全切除率	100%（54/54）

4. 内镜诊断困难病例的研究

比较研究了在内镜下难以进行癌边界诊断的病变和边界明显的病变。边界诊断困难的病例为直到 NBI 低倍放大观察之前，严密的边界诊断不明显的 6 例（不明显组）。另外，将边界明显的 48 例作为明显组，对病变部位、肉眼形态、细胞异型度、表层非肿瘤上皮的覆盖程度、病变背景的黏膜萎缩、除菌后有无发红、背景黏膜的肠上皮化生的程度、NBI 观察中的颜色进行了研究。

5. 病变内的表层非肿瘤上皮的程度与癌的异型度/肠上皮化生之间的关系

细胞异型度的评价、肠上皮化生的量化与项目 1 相同。统计学分析以小于 5% 为有显著性差异，对名义变量采用 x^2 检验，对连续变量采用 Mann-Whitney U 检验，对相关分析采用 Spearman 的顺序相关系数。

结果

1. 病变的临床病理学特征（表1）

病变部位（U：M：L）为 19：14：21 例。病变直径中值为 10 mm，小的病变较多。肉眼形态为 0-Ⅱa 型和 0-Ⅱc 型占大部分。浸润深度为 M 癌 53 例，SM1 癌 1 例。组织分型 50 例为高分化管状腺癌，4 例为中分化管状腺癌。细胞异型度方面，低度异型癌为 38 例，高度异型癌为 16 例，低度异型癌全部为高分化管状腺癌。表层的非肿瘤上皮所占的比例为中值 5%，0% 的病例有 15 例。

2. 背景黏膜的临床病理学特征（表2）

黏膜萎缩的中值为 5 分（0～2），高度萎缩的病例多。见有除菌后发红的病例占 64.6%。肠上皮化生［中值（最小值～最大值）］在 78%（0～100）的癌/非癌的边界部位被观察到。

3. 内镜特征（表3）

白光观察下边界诊断正诊率为 74.1%。NBI 非放大观察的颜色（褐色：同色：白色：绿色）在病变内与病变外相比较为 48：2：2：2 例，88.9% 的病例与周围比较时被扫描为褐色。在直到 NBI 低倍放大之前的观察中，有 6 例未能划出严密边界的边界不明显的病变，NBI 放大观察的边界诊断正诊率为 88.9%。但是，通过 ESD 的整块完全切除率为 100%，也没有发现病变进展到标记外侧的病例。

4. 内镜诊断困难病例的研究（表4）

在边界明显组和不明显组的比较中，在病变部位、肉眼形态、细胞异型度、表层非肿瘤上皮的程度、病变背景的黏膜萎缩、除菌后有无发红、背景黏膜的肠上皮化生的程度、NBI 观察时病变在颜色上未见显著性差异。

表4 内镜诊断困难病例的研究

	边界明显病变 （$n=48$）	边界不明显病变 （$n=6$）	P值
病变部位（U：M：L）	18：14：16	1：0：5	0.09
肉眼形态（0-Ⅰ：0-Ⅱa：0-Ⅱb：0-Ⅱc）	1：24：1：22	0：1：1：4	0.17
细胞异型度（低度异型癌）	70.8%（34/48）	66.7%（4/6）	1
表层非肿瘤上皮	5%（0~80）	20%（0~50）	0.12
黏膜萎缩	5（3~6）	5（3~6）	0.75
除菌后的发红	64.3%（27/42）	66.7%（4/6）	0.90
肠上皮化生	75%（0~100）	85%（63~100）	0.09
NBI观察下病变颜色（褐色：同色：白色：绿色）	43：1：2：2	5：1：0：0	0.52

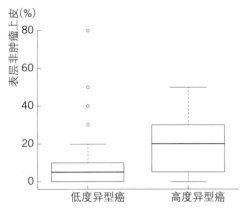

图3 按癌的异型度区分的表层非肿瘤上皮

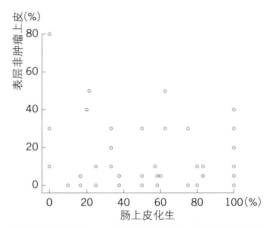

图4 表层非肿瘤上皮和背景黏膜肠上皮化生的相关性

5. 病变内表层非肿瘤上皮的程度与癌的异型度/肠上皮化生之间的关系

表层非肿瘤上皮［中值（最小值~最大值）］在低度异型癌：高度异型癌为5%（10~80）：20%（5~50）（**图3**）。$P=0.08$，根据癌的异型度，表层非肿瘤上皮的量未见显著性差异，但在高度异型癌见有表层非肿瘤上皮增多的趋势。表层非肿瘤上皮和背景黏膜的肠上皮化生的相关性（**图4**），Spearman的顺序相关系数为 –0.168，未见表层非肿瘤上皮和肠上皮化生的程度相关。也就是说，表层非肿瘤上皮和背景黏膜肠上皮化生的形态之间没有相关性。

病例

［**病例1**］在最表层的1层非肿瘤上皮连续存在的病例。80多岁，男性。

作为自然除菌后的随访观察，在笔者所在医院每年都施行EGD。在发红区域多发的胃体下部小弯处发现了淡红色病变（**图5a**）。在白光观察下接近时，可以将中央的发红区域辨识为病变范围（**图5b**）。在NBI非放大观察中，病变部位为褐色，周围黏膜伴有亮蓝嵴（light blue crest，LBC），呈绿色（**图5c**）。在病变前壁侧的NBI放大观察中，病变内部呈近似棕色，与背景的绒毛状结构相比，窝间部较宽且不均一，一部分可以观察到腺管开口部（**图5d**）。

图5e为病变部位的结晶紫染色后切分的标本，在中央可以辨识窝间部扩大的区域。与该范围一致，在黏膜内见有tub1，最终诊断为：Type 0-Ⅱc，11 mm × 11 mm，tub1，pT1a（M），

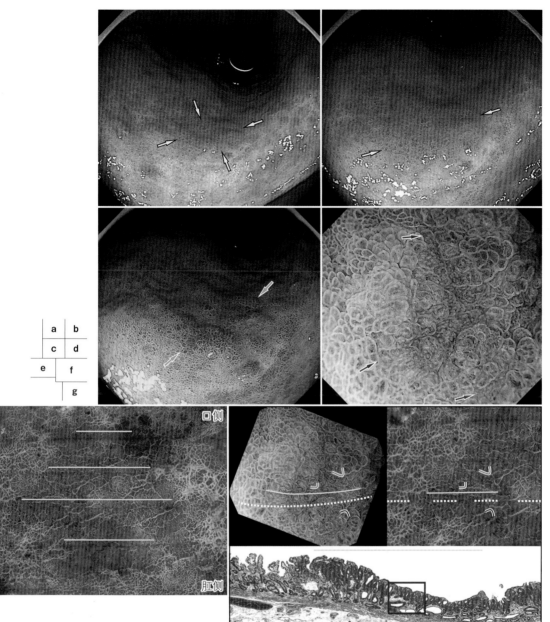

a	b
c	d
e	f
	g

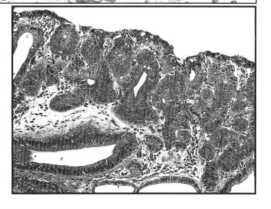

图5 [病例1]

a 白光图像（远景）。黄色箭头部分的发红区域为病变。

b 白光图像（近景）。黄色箭头部分的发红区域为病变。

c NBI 非放大图像。蓝色箭头部分的褐色区域为病变。

d NBI 放大观察图像（病变前壁侧的边界区域）。红色箭头侧为病变。

e 结晶紫染色后切分的标本（上方为口腔侧）。黄线部分为黏膜内tub1。

f NBI 放大观察图像和组织病理图像的对比。以绿线、橙线、红线表示的部位为在内镜图像和微距图像中对应的部位，白色虚线相当于切割线。黄线部分为在内镜图像、微距图像、组织病理图像中对应的tub1 的区域。

g 为 **f** 的病变中央区域（红框部），最表层与肿瘤部细胞异型不同，由于异型性弱，考虑为非肿瘤。

pUL0，Ly0，V0，pHM0，pVM0，内镜根治度为A。NBI 放大图像与组织病理图像的对比如**图 5f**所示。绿线、橙线、红线表示的表现为内镜图像和微距图像对应的部位，白色虚线相当于切割线。黄线部分为在内镜图像、微距图像、组织病理图像中对应的 tub1 的区域。在 HE 染色标本中，最表层的一层由于与肿瘤部的细胞异型不同，异型性较弱，因此认为是非肿瘤（**图 5f、图 5g** 的红框部）。

该病变边界明显，认为最表层 1 层的非肿瘤上皮对癌的表现没有太大的影响。

[**病例 2**] 部分表层整体被非肿瘤上皮覆盖的病例。70 多岁，女性。

4 年前对幽门螺杆菌活动性胃炎施行了除菌治疗，在定期随访观察的 EGD 中，在胃体中部小弯处发现了病变。在白光观察（**图 6a**）中见有凹陷型病变，中央的发红部为活检瘢痕。在 NBI 非放大观察（**图 6b**）中，病变部位变为褐色，边界变得易于辨识。在 NBI 放大观察中，根据表面结构的不同，将病变口侧前壁的边界诊断为黄色箭头所指部分（**图 6c**）。同样将后壁侧的边界诊断为**图 6d** 的黄色箭头所指部分。

图 6e 为病变部位结晶紫染色后切分的标本，在实线部分见有 tub1。最终诊断为：Type 0-Ⅱc，11 mm×8 mm，tub1，pT1a（M），pUL0，Ly0，V0，pHM0，pVM0，内镜根治度为 A。**图 6b、图 6c** 的范围诊断为正确诊断。在**图 6f** 中，显示**图 6e** 的绿线部分的组织病理图像。这相当于**图 6c** 中被黄色箭头包围的部分。见有 tub1，在黑色箭头所指部分稍微见有非肿瘤腺管的混入。在**图 6g** 中显示**图 6e** 的红线部分的组织病理图像。这相当于**图 6d** 中被黄色箭头包围的部分。表层被凹凸不平的非肿瘤上皮全部覆盖，tub1 腺管存在于黏膜浅层。

[**病例 3**] 白光观察比 NBI 放大观察更容易进行边界诊断的病例。60 多岁，男性。

2 年前对幽门螺杆菌活动性胃炎施行了除菌治疗，在定期随访观察的 EGD 中，在胃角部大弯处发现有病变。在白光观察中见有 10 mm 大小的褪色病变（**图 7a**），进一步接近时可以明显

地辨识出肛侧的边界（**图 7b**）。通过 NBI 观察时，病变内部比周围略呈褐色（**图 7c**）。在病变口侧的 NBI 放大观察中，背景黏膜由无 LBC 的圆形开口部构成，认为是胃底腺。病变内部为不规则的绒毛样结构，诊断为 tub1（**图 7d**）。逐渐地观察肛侧，将显示褪色色调的黄色箭头所指部分认为是病变边界（**图 7e**）。**图 7f** 是更靠近肛侧的 NBI 放大图像。

图 7g 为病变部位的结晶紫染色后切分的标本，在中央部分见有结晶紫浓染的区域，在相当于该部分的橙线部分见有 tub1。最终诊断为：Type 0-Ⅱc，12 mm×8 mm，tub1，pT1a（M），pUL0，Ly0，V0，pHM0，pVM0，内镜根治度为 A。肛侧病变边界（**图 7e**）的 NBI 放大图像与组织病理像的对比如**图 7h** 所示。用红线、绿线表示的表现是在内镜图像和微距图像中对应的部位，白色虚线相当于切割线。橙线部分是在内镜图像、微距图像、组织病理图像中所对应的 tub1 的区域。在 tub1 的表层有 20% 左右存在表层非肿瘤上皮（**图 7i**）。**图 7j** 是**图 7f** 的 NBI 放大图像和组织病理图像的对比，以红线、绿线表示的表现是在内镜图像和微距图像中对应的部位，白色虚线相当于切割线。橙色虚线区域分别对应于内镜图像、微距图像和组织病理图像，该区域为肠上皮化生。本病例的肛侧的边界诊断，白光观察比 NBI 放大观察更加容易。

[**病例 4**] 缺乏凹凸、大部分表层被非肿瘤上皮覆盖的病例。60 多岁，男性。

为**病例 3** 的另一处病变。在贲门部小弯的黄色箭头部分有活检瘢痕，在其周围有发红区域和用黑色箭头表示的褪色区域（**图 8a**）。当从肛侧对褪色区域进行 NBI 放大观察时，周围主要由圆形开口部构成，在由黄色箭头部分包围的区域中，表面结构不同（**图 8b**）。当在病变中央部增大放大观察倍率时，表面结构未被观察到，而观察到树枝状血管（**图 8c**）。在肛侧放置 2 个双标记施行了 ESD（**图 8d**）。**图 8e** 显示的是固定后切分的标本。与**图 8d** 的内镜图像对准方向，上方为口侧。在红线部分见有 tub1。

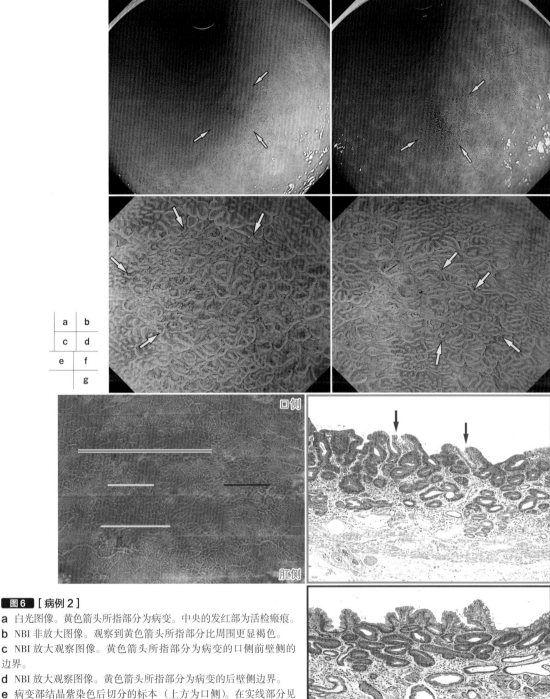

图6 [病例2]

a 白光图像。黄色箭头所指部分为病变。中央的发红部为活检瘢痕。

b NBI 非放大图像。观察到黄色箭头所指部分比周围更显褐色。

c NBI 放大观察图像。黄色箭头所指部分为病变的口侧前壁侧的边界。

d NBI 放大观察图像。黄色箭头所指部分为病变的后壁侧边界。

e 病变部结晶紫染色后切分的标本（上方为口侧）。在实线部分见有 tub1。

f **e** 的绿线部分的组织病理图像（对应于 **c** 的内镜图像）。在 tub1 中，在一部分黑色箭头所指部分见有非肿瘤腺管存在于其间。

g **e** 的红线部分的组织病理图像（对应于 **d** 的内镜图像）。表层全部为非肿瘤，在黏膜浅层见有 tub1。

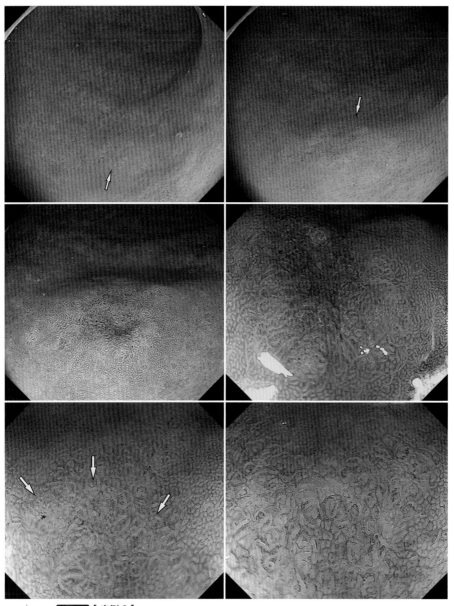

a	b
c	d
e	f

图7［病例3］

a 白光图像（远景）。黄色箭头所指部分的褪色区域为病变。
b 白光图像（近景）。黄色箭头所指部分为肛侧边界。
c 病变整体NBI图像。病变内部扫描出略显褐色。
d 病变口侧边界的NBI放大观察图像。见有不规则的绒毛样结构。
e 病变肛侧边界的NBI放大观察图像。将黄色箭头所指部分诊断为边界。
f 肛侧的病变外的NBI放大观察图像。

最终诊断为：Type 0-Ⅱc，7 mm×4 mm，tub1，pT1a（M），pUL0，Ly0，V0，pHM0，pVM0，内镜根治度为A。在**图8f**中显示**图8c**的NBI放大图像与组织病理图像之间的对比。

用红线、绿线、蓝线表示的表现为在内镜图像和微距图像中对应的部位，白色虚线相当于切割线。黄线部分是在内镜图像、微距图像、组织病理图像中对应的tub1的区域。在病变中央部，

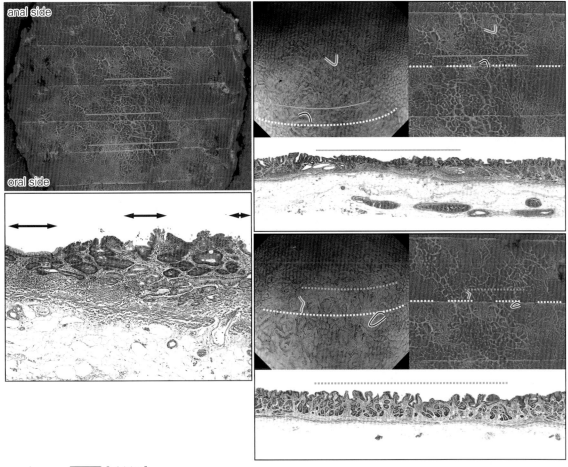

g	h
i	j

图7 [病例 3]

g 结晶紫染色后切分的标本（下方为口腔侧）。橙线部分为黏膜内 tub1。

h e 的 NBI 放大观察图像和组织病理图像的对比。以红线、绿线表示的部位是在内镜图像和微距图像中对应的部位，白色虚线相当于切割线。橙线部分是在内镜图像、微距图像和组织病理图像中对应的 tub1 区域。

i 在 h 的病变中央区域，最表层的部分如黑色箭头所指那样被非肿瘤上皮覆盖。

j f 的 NBI 放大观察图像和组织病理图像之间的对比。以红线、绿线表示的部位是在内镜图像和微距图像中对应的部位，白色虚线相当于切割线。橙色虚线部分为肠上皮化生，在内镜图像、微距图像和组织病理图像中对应。

缺乏凹凸，表层的大部分被非肿瘤上皮覆盖，tub1 腺管存在于黏膜深部（**图8g**）。

讨论

据报道，迄今为止，有时在除菌后发现胃癌的组织病理中见有非肿瘤上皮的覆盖、表层分化、低度异型上皮，在内镜下显示"胃炎样"表现，很难诊断。

小林等将在 NBI 放大观察下，缺乏表面微细结构的多样性和不规则性、见有类似于周围黏膜明显的白区（white zone）的表现定义为"胃炎类似表现"。另外，八木等将在常规内镜图像中，尽管有稍微的隆起或凹陷，但在病变周围和内部的黏膜表现无差异；在 NBI 放大图像中，在慢性萎缩性胃炎中被观察到的管状表现（A-B 分类的 A-1 型）以及在圆形和裂隙状的开口部的周围伴有小沟的放大图像（A-B 分类的 B-3 型）定义为"胃炎样"表现。

由于两者的"胃炎样"表现的细微差别有若干不同，因此在此次的研究中，将在观察到 NBI

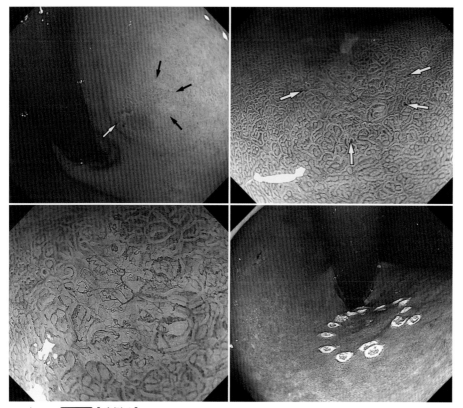

a	b
c	d

图8 [病例4]

a 白光图像。黄色箭头所指为活检瘢痕。在黑色箭头所指部分见有褪色区域。
b NBI 低倍放大观察图像（自肛侧的观察）。在黄色箭头所指部分见有表面结构的差异。
c NBI 放大观察图像。病变中央部分表面结构未被观察到，见有树枝状血管。
d 标记后的图像。

低倍放大图像之前，不能明显划出边界的作为不明显组，与边界明显组进行了比较。但是，即使不能划出每个腺管的严密的边界，也没有发现因范围诊断严重错误而变为水平断端阳性的病例，并且没有发现病变向 ESD 时的标记外发展的病例。另外，当在 NBI 非放大观察中比较病变内外的颜色时，在 88.9%（48/54）的病例中病变内部显示为褐色，因此可以大致进行范围诊断。

在此次的边界明显／不明显组的比较中，虽然研究了相关于背景黏膜、内镜表现、组织病理表现等相关项目，但没有发现有显著性意义的因素。在迄今为止的报道中，Saka 等报道，在呈"胃炎样"表现的 90% 以上的胃癌见有非肿瘤上皮覆盖 10% 以上。另外，Kobayashi 等报道，"胃炎样"表现与表层分化明显相关，82% 的病

例为低度异型 tub1。Akazawa 等报道，在分界线（demarcation line，DL）阴性病例，非肿瘤上皮存在于边缘的比例与 DL 阳性病例相同，但如果对整个肿瘤进行非肿瘤上皮评价时，则在 DL 阴性病例中非肿瘤上皮的覆盖率较高。另外，并不一定是低度异型 tub1 病例和边缘的非肿瘤上皮覆盖病例的 DL 不明显。Hori 等报道，在除菌后发现胃癌的非肿瘤上皮的覆盖率为中值 8%，且多存在于肿瘤边缘这一点，认为整个病变变得不明显大概与表层非肿瘤上皮的关系较小。

在本文中，表层非肿瘤上皮的覆盖率在中央切片为中值 5%，与 Hori 等的报道大致相同。另外，在边界明显／不明显组，非肿瘤上皮的覆盖率未见差异。

笔者认为，边界是否明显不仅取决于癌部的

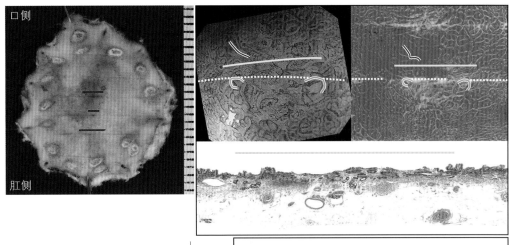

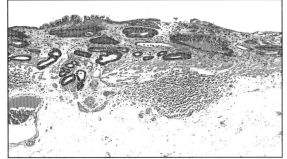

图8[**病例4**]

e 切分的固定标本（上方为口侧）。在红线部分见有tub1。

f c的NBI放大观察图像和组织病理图像之间的对比。用红线、绿线、蓝线指示的花纹是在内镜图像和微距图像中对应的部位，白色虚线相当于切割线。黄线部分是在内镜图像、微距图像、组织病理图像中对应的tub1的区域。

g 在f的黄线中央部放大图像中，缺乏凹凸，表层的大部分被非肿瘤上皮覆盖，tub1腺管存在于深部。

表现，还取决于背景黏膜的状态。无论背景黏膜是胃底腺还是肠上皮化生，只要是整体上均一的要素，即使在病变的内和外表面结构和颜色的差异小也容易诊断为癌。但是，在背景黏膜胃底腺和肠上皮化生斑驳混杂在一起的病变，如果与背景黏膜的表现差异较小，则被认为范围诊断变难。

在[**病例1**]，虽然病变周围整体为肠上皮化生，但在白光观察中病变内外的颜色差异较小。在NBI观察中颜色的差异变大，变得容易诊断。在[**病例3**]，在病变口侧，背景黏膜是由均一的圆形开口部构成的胃底腺黏膜，病变边界明显；但在肛侧，背景黏膜上有肠上皮化生的区域，在放大观察中，表面结构的差异多少有些难以辨识。在白光观察中，颜色差明显，边界诊断容易，认为不仅是放大表现，通过白光表现来把握整体图像也一如既往地重要。

接着就表层非肿瘤上皮对NBI放大图像的影响进行了考察。所提示病例的表层都被非肿瘤上皮覆盖了不少。如[**病例1**]那样在最表层1层均一地存在有非肿瘤上皮，如[**病例3**]那样非肿瘤上皮部分地置换表层的情况下，笔者认为对内镜图像不会引起大的变化。

在[**病例2，病例4**]，即使肿瘤本身仅存在于黏膜浅层以深，也可以根据颜色和结构的差异进行边界诊断。但是通过NBI放大观察推测表层非肿瘤上皮的存在和量，以及推测黏膜全层的状态是困难的。另外，在**图6d**[**病例2**]，虽然表面结构作为不规则的区域被辨识，但并不是通过观察癌本身的表面结构就能诊断的。

表层非肿瘤上皮出现的原因尚不明确，但据推测是由于伴随除菌后酸分泌恢复，表层对于糜烂的再生性变化引起的。另外，也有在高度异型癌的表层非肿瘤上皮发生率高的报道。在此次的研究对象中，按癌的异型度分别进行的比较中，在表层非肿瘤上皮的范围内未见显著性差异（**图3**）。另外，在背景黏膜的研究中，背景黏膜的状态和表层非肿瘤上皮的范围之间没有相关性（**图4**）。

本研究的最大局限性是边界不明显病变较少。另外，对象病变都是作为癌在定性诊断上并不困难的病变。真正的诊断困难病例，有可能是在定性诊断上困难，变大了之后才被发现的，但是在整个研究期间，即使是大型病变，也没有定性诊断困难的病变；尽管每年都检查，也没有转为外科手术适应证的病变。因此认为，这样的病变在除菌后发现的胃癌中也很少。

结语

在本研究中，九成左右的除菌后胃癌可以通过白光观察、NBI 低倍放大观察进行准确的边界诊断。在 NBI 非放大观察中，大多存在颜色差异，即使不能划出腺管的准确边界，在 ESD 时整块完全切除也不成问题。但是从 NBI 放大图像推测表层非肿瘤上皮的存在或程度是困难的。以上研究提示，不仅是放大内镜表现，通过白光观察、NBI 非放大观察来把握整体表现也很重要。

参考文献

[1] Kobayashi M, Hashimoto S, Nishikura K, et al. Magnifying narrow–band imaging of surface maturation in early differentiated–type gastric cancers after *Helicobacter pylori* eradication. J Gastroenterol 48：1332–1342, 2013.
[2] 八木一芳，坂暁子，野澤優次郎，他．除菌後発見胃癌の質的診断と範囲診断のコツ―特にNBI拡大内視鏡について．Gastroenterol Endosc 57：1210–1218, 2015.
[3] 小林正明，橋本哲，水野研一，他．除菌後に発見された胃癌におけるNBI拡大内視鏡所見の特徴．胃と腸 50：289–299, 2015.
[4] Saka A, Yagi K, Nimura S. Endoscopic and histological features of gastric cancers after successful *Helicobacter pylori* eradication therapy. Gastric Cancer 19：524–530, 2016 [Epub 2015 Mar 10].
[5] 八木一芳，小田知友美，星隆洋，他．*H. pylori*除菌後発見胃癌の内視鏡診断と除菌の功罪．胃と腸 53：672–683, 2018.
[6] 渡辺英伸，加藤法導，渕上忠彦，他．微小胃癌からみた胃癌の発育経過―病理形態学的解析．胃と腸 27：59–67, 1992.
[7] 春間賢（監），加藤元嗣，井上和彦，村上和成，他（編）．胃炎の京都分類．日本メディカルセンター，2014.

[8] Nawata Y, Yagi K, Tanaka M, et al. Reversal Phenomenon on the Mucosal Borderline Relates to Development of Gastric Cancer after Successful Eradication of *H. pylori*. J Gastroenterol Hepatol Res 6：1–6, 2017.
[9] Uedo N, Ishihara R, Iishi H, et al. A new method of diagnosing gastric intestinal metaplasia：narrow–band imaging with magnifying endoscopy. Endoscopy 38：819–824, 2006.
[10] Ito M, Tanaka S, Takata S, et al. Morphological changes in human gastric tumours after eradication therapy of *Helicobacter pylori* in a short–term follow–up. Aliment Pharmacol Ther 21：559–566, 2005.
[11] 八木一芳，味岡洋一．胃の拡大内視鏡診断，第2版．医学書院，2014.
[12] Akazawa Y, Ueyama H, Yao T, et al. Usefulness of demarcation of differentiated–type early gastric cancers after *Helicobacter pylori* eradication by magnifying endoscopy with narrow–band imaging. Digestion 98：175–184, 2018.
[13] Hori K, Watari J, Yamasaki T, et al. Morphological characteristics of early gastric neoplasms detected after *Helicobacter pylori* eradication. Dig Dis Sci 61：1641–1651, 2016.

Summary

Usefulness and Limitation of Magnifying Endoscopy for Diagnosing Early Gastric Cancer Detected after *H. pylori* Eradication

Yoshitaka Nawata[1], Noriyuki Arakawa, Mareyuki Endo[2], Ippei Tanaka[1], Syuuhei Unno, Kimihiro Igarashi, Youko Abe, Kenjiro Suzuki, Tooru Okuzono, Yuuki Maeda, Dai Hirasawa, Tomoki Matsuda, Masato Nakahori, Akimichi Chonan

We evaluated 54 cases of early gastric cancers of tumor size ＜ 2cm detected in 48 patients with a history of successful *Helicobacter pylori* eradication or in those diagnosed with spontaneous eradication. The tumors appeared brownish, the same color, whitish, and greenish in color in 48, 2, 2, and 2 lesions, respectively, as compared with the color of the surrounding mucosa. The borderlines of approximately 90% of the lesions were accurately delineated using low-power magnification endoscopy with narrow-band imaging（NBI-ME）. The *en bloc* resection rate was 100%, and cancer had not spread beyond the marking dots. No difference was noted in the degree of cytological dysplasia of the cancers and in the extension of surface NE（non-neoplastic epithelium）between the lesions with distinct and indistinct borderline. In addition, the degree of NE was unrelated to the cytological dysplasia and the condition of the surrounding mucosa. It was impossible to predict the existence and the degree of NE by examining the NBI-ME findings. NBI-ME did not always show clearer borderline than white light imaging, whereas NBI without magnification did show clear borders; therefore, observing a wider area beyond the lesions with white light imaging of the entire area is also important.

[1]Department of Gastroenterology, Sendai Kousei Hospital, Miyagi, Japan.
[2]Department of Pathology, Sendai Kousei Hospital, Miyagi, Japan.

未感染幽门螺杆菌的早期胃癌/胃肿瘤的放大内镜诊断

——根据经治病例进行的研究

吉村 大辅[1]

吉村 理江[2]

加藤 诚也[3]

水谷 孝弘[1]

落合 利彰

茶圆 智人

福田 慎一郎

岩尾 梨沙

仁保 宏二郎

中野 佳余子

北川 祐介

市田 香

泉 弥成子

伊原 荣吉[4]

小川 佳宏

摘要 ● 在幽门螺杆菌（*Helicobacter pylori*）感染率降低的背景下，以往罕见的幽门螺杆菌未感染胃癌的存在已经引起了人们的关注。在本文中，笔者就 2005 年 4 月—2018 年 6 月经治的幽门螺杆菌未感染早期胃癌中，胃底腺区域的超高分化型/低度异型腺癌和局部存在于胃角部前庭部的胃底腺/幽门腺边界区域的印戒细胞癌共 40 例，对比放大内镜表现和组织病理学表现研究了其特征。胃底腺型胃癌和印戒细胞癌的最表层被非肿瘤所覆盖，难以辨识基于表面微结构和血管结构不规则的分界线（demarcation line）。在表层具有小凹上皮型胃癌成分的病变，正如组织病理学表现，存在表面结构轻微不规则的病变。但是，一般认为，无论哪一种表现都可以通过仔细的放大观察来推测其组织病理结构。由于是在周围无萎缩的胃黏膜上发生的病变，所以认为其存在诊断的本身并不困难，笔者认为放大内镜诊断在定性诊断上很重要。

关键词 ▌ 幽门螺杆菌未感染胃癌　放大内镜诊断
超高分化型/低度异型腺癌　蓝激光成像（BLI）
窄带成像（NBI）

[1] 济生会福冈综合病院消化器内科　〒810-0001 福冈市中央区天神 1 丁目 3-46
　　E-mail：yoshimura1972@gmail.com
[2] 人間ドックセンターウェルネス
[3] 济生会福冈综合病院病理诊断科
[4] 九州大学大学院病態制御内科（第三内科）

前言

幽门螺杆菌（*Helicobacter pylori*）感染率逐年下降，现在未感染幽门螺杆菌年龄段的人群也已达到胃癌检诊年龄，尽管病因和自然史尚未查明，但以往罕见的幽门螺杆菌未感染胃癌的报道正在增加。笔者等在本书做了以下报道：虽然病例数少，但对经治病例进行了分析，结果在幽门螺杆菌未感染胃癌中，好发于各个腺区的病变在形态和组织分型上有特征；其大部分为早期胃癌；另外，就部分分型的放大内镜表现进行了考察。鉴于背景黏膜无萎缩，在内镜下捕捉到病变与正常的不同表现并不困难，但最重要的是能否定性诊断其为肿瘤。

给以幽门螺杆菌胃炎作为背景的早期胃癌的诊断带来了巨大影响的放大内镜，清楚地证明通过放大观察可以推定组织病理学表现。关于幽门螺杆菌未感染早期胃癌的放大观察在其诊断上所具有的意义，是今后的研究课题。

目的和方法

为了验证幽门螺杆菌未感染早期胃癌的放大内镜诊断的意义，对 2005 年 4 月—2018 年 6 月在本临床中心所就诊病例的内镜表现和组织病理学表现进行了对比研究。在放大观察中随机使用了奥林巴斯公司生产的窄带成像（narrow band imaging，NBI）和富士胶卷医疗公司生产的蓝激光成像（blue laser imaging，BLI）。对于大部分采用内镜黏膜下剥离术（endoscopic submucosal dissection，ESD）治疗的病例，为了与内镜表现中的关注部位进行对比，笔者对标本进行了分类。由于版面所限，本文不包含未显示与组织病理学表现之间对比过程的病例。关于幽门螺杆菌未感染的定义，如笔者等之前的报道。

在已有报道中，将幽门螺杆菌未感染胃癌大致分为 3 种类型：①贲门部、食管胃接合部癌；②好发于胃底腺区的具有胃型表型的超高分化型 / 低度异型腺癌；③好发于胃底腺和幽门腺交界区的印戒细胞癌。本次以②③为研究对象，而①以及可能成为幽门螺杆菌不相关胃癌原因的 A 型胃炎、EB 病毒（Epstein-Barr virus，EBV）相关胃癌、被诊断为遗传性肿瘤综合征的病例的胃病变被排除在外。

在进行分化型腺癌的胃型及肠型表型的检查时，通过 MUC5AC（小凹上皮）、MUC6（颈部黏液细胞、主细胞、壁细胞的一部分等）、胃蛋白酶原 I（pepsinogen I，主细胞）的免疫组织化学染色研究了胃型表型，通过 MUC2（杯状细胞）、CD10（肠上皮刷状缘）的免疫组织化学染色研究了肠型表型。一部分印戒细胞癌的上皮下血管结构的研究采用了 CD31 免疫组织化学染色。

病例的概要

在作为对象病例的 40 例病例中，平均年龄（范围）为 53.3（21～79）岁，男女比例为

表1 本次研究对象的幽门螺杆菌未感染早期胃癌经治病例的详细情况

平均年龄（分布）	53.3
	（21～79）岁
性别	
男性	27
女性	13
部位	
U 区	14
M 区	6
L 区	20
肉眼分型	
0-I 或 0-II a	19
0-II b	20
0-II c 或 0-III	1
壁浸润深度	
M（包括 MM）	34
SM	6
主要的组织分型（WHO 分类）	
分化型腺癌（tub1, tub2, pap）	19
印戒细胞癌（sig）	21
病型	
胃底腺区的低度异型 / 超高分化型腺癌	19
胃底腺 / 幽门腺交界区的印戒细胞癌	21

27：13。关于肿瘤的部位、肉眼分型、浸润深度、主要的组织分型、病型等如**表1**所示。其次，按照类型，以病例为基础，就放大内镜表现的特征进行研究，但在本文中，如前所述由于是对笔者所经治病例进行重新验证的结果，所展示病例与已有报道有一部分重叠。

基于经治病例的幽门螺杆菌未感染胃癌的病型和放大内镜表现的分析

1. 胃底腺区域的胃型超高分化型 / 低度异型腺癌

根据经治病例的分析，可认为在幽门螺杆菌未感染胃的胃底腺区所观察到的分化型腺癌的特征是在构成正常胃底腺黏膜的小凹上皮和胃底腺，或在来源于颈部黏液细胞的假幽门腺，形态和免疫染色行为类似的超高分化型腺癌或低度异型腺癌，作为单独或以种种比例不均一地混杂存

表2 超高分化型（低度异型）腺癌经治病例的组织分型和黏液表型的详细情况

组织分型	例数
小凹上皮型	6
小凹上皮型 + 胃底腺型或假幽门腺型	5
胃底腺型	8
假幽门腺型	0
合计	19

在的肿瘤呈现其组织病理学表现（**表2**）。这虽然包括 Ueyama 等所提倡的胃底腺型胃癌、根据田边等分类的胃底腺黏膜型（胃黏膜固有型）胃癌等，但是由于未置换黏膜全层的肿瘤也常常存在，因此特意称为胃型超高分化型 / 低度异型腺癌。

（1）胃底腺型胃癌的放大内镜表现

如在 Ueyama 等的研究中也被报道的那样，在笔者经治病例的常规内镜表现中，具有以下特征：①黏膜下肿瘤样病变或平坦病变；②褐色；③从病变周围向内部扩张的树枝状血管；④常常在上皮下存在黑点。笔者认为，这在组织病理学表现上反映着病变以黏膜固有层深部为主体，以主细胞为中心，类似于壁细胞、黏液细胞的肿瘤充分发育，随着肿瘤体积的增大而在表层挤压非肿瘤小凹上皮伸展，在深层即使是比较小型的病变也涉及黏膜下层浅层。在放大观察中，见有以下特征：①无明显的基于表面结构和血管结构不规则的分界线（demarcation line，DL）；②表层的腺开口部的开大和窝间部的增宽；③从病变边缘到内部的集合小静脉的扩张；④在窝间部缺乏不规则的上皮下血管的透见。另外，③对应于常规观察的树枝状血管扩张，被认为是由于肿瘤在黏膜固有层深部充实性或间质缺乏所致的表现。

[**病例1，图1**] 70 多岁，男性。

在胃体上部小弯前壁发现一处 15 mm 大小、略陡峭增高的正色扁平隆起型病变（**图1a，b**）。在 NBI 联合放大观察中，也可以观察到表层无不规则的被伸展的小凹上皮和沟状、长椭圆形的开口部，未见基于表面结构和血管结构的 DL，但在一部分窝间部观察到致密的血管网和扩张的树枝状血管（**图1c，d**）。在 ESD 标本的组织病理学表现中，最表层被非肿瘤小凹上皮所覆盖，在上皮下见有类似于主细胞的异型性弱的细胞构成的肿瘤的充实性增殖，一直浸润到黏膜肌层（**图1e**）。在相当于有血管扩张表现部位的切片上，上皮正下方的血管短径为 10 μm 左右，而略深部扩张的血管短径约为 65 μm（**图1f**）。

[**病例2，图2**] 50 多岁，男性。

在胃体中部大弯见有一处 6 ~ 7 mm、褐色、呈平缓半球状的黏膜下肿瘤样隆起型病变（**图2a**）。在活检前的 NBI 联合放大观察中，未见 DL，在周围黏膜的表层均一地排列着类圆形的开口部，但朝向隆起的顶部逐渐变为均一的弧状结构（**图2b**），同时见有集合小静脉的扩张（**图2b，c**）。经过活检后施行了 ESD，根据组织病理学表现，诊断为最表层被非肿瘤小凹上皮覆盖的胃底腺型胃癌 pT1b1（SM 1，200 μm，HM0）（**图2d**）。

（2）在最表层具有小凹上皮型胃癌成分的胃型超高分化型 / 低度异型腺癌的放大内镜表现

由于 NBI 及 BLI 放大观察根据其特性可辨识表层的结构及血管结构，因此认为在单纯小凹上皮型胃癌及其深部混杂存在类似于胃固有腺的肿瘤的胃癌在理论上很难进行鉴别。实际上，在笔者所经治病例的常规内镜表现中，不论哪种病型，呈表面大小乳头状的隆起型病变，低矮的病变主要为褐色，隆起高的病变主要为发红。

另外，根据其组织病理学表现，大致被分为以下几种：①小凹上皮型肿瘤占黏膜全层的病变；②表层为小凹上皮型肿瘤，在黏膜固有层残存有非肿瘤胃底腺的病变；③表层为小凹上皮型肿瘤，深部混杂有胃固有腺类似肿瘤的病变（进一步还有在其深部存在非肿瘤的小凹上皮和胃底腺等的病变）。与上述的胃底腺型胃癌不同，由于在最表层存在肿瘤，即使在常规观察中，与无萎缩的周围黏膜之间的边界也很明显，因此认为放大内镜表现在基于其表面结构和血管

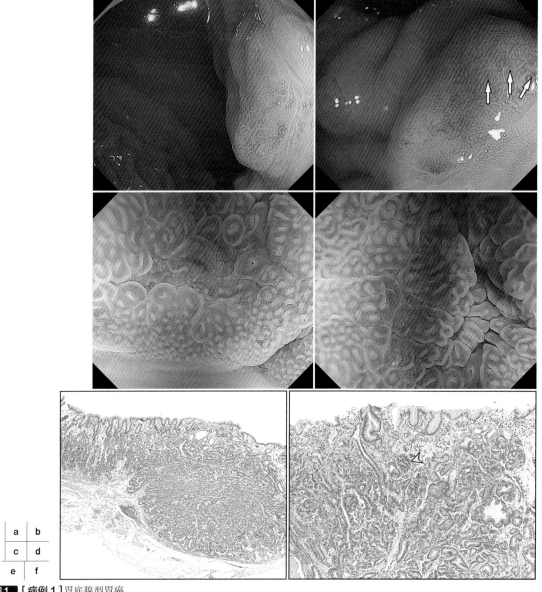

图1 [病例1]胃底腺型胃癌

a 在胃体上部前壁发现一处 15 mm 大小、黏膜下肿瘤样的扁平隆起型病变。

b 反转观察。未能看到 DL，在隆起内部散在有黑点（白色箭头所指）。

c，d NBI 联合高倍放大内镜图像。在被扩张的窝间部可以观察到密集的血管网和扩张的树枝状血管。

e HE 染色低倍放大图像。类似于主细胞的低度异型肿瘤充实性地浸润至黏膜肌层。

f HE 染色中倍放大图像。由于肿瘤而致小凹变浅，在上皮下深部可见有扩张的血管（黄色箭头所指），短径为 65 μm。

〔**c，e**：部分转载自"吉村大辅，他．H. pylori 未感染胃癌—现状与将来的課题．胃と腸 53：658–670, 2018"〕

结构的定性诊断方面很重要。

在小凹上皮单独型肿瘤的放大内镜表现中，呈现出被反映小凹边缘上皮的明显而宽窄不一的白色区域（white zone）所分隔的大小不等的类

圆形结构和窝间部的多重化的线圈状、开放袢状微血管结构，即所谓的 Kanemitsu 等的上皮环内血管（vessels within epithelial circle，VEC）模式（**病例 3，病例 4**）。这反映了由黏液丰富的肿瘤细

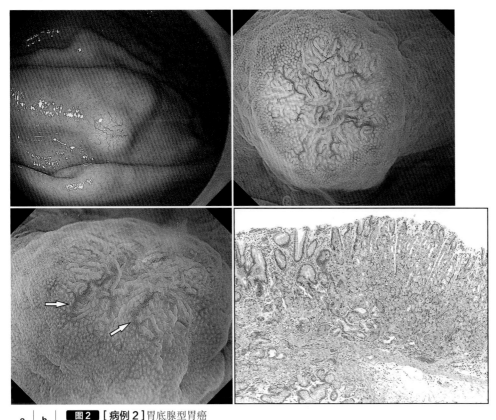

图2［**病例2**］胃底腺型胃癌

a 在胃体中部大弯见有一处 6~7 mm、褪色、平缓的半球状黏膜下肿瘤样隆起型病变。

b NBI 联合放大内镜图像。表面结构向着隆起的顶部呈均一的弧形变化。

c NBI 联合放大内镜图像。可见从隆起的边缘向着中央集合微静脉的扩张（白色箭头所指）。

d HE 染色低倍放大图像。在表层的非肿瘤小凹上皮类似胃底腺的肿瘤浸润到黏膜下浅层（pT1b，1200μm，Ly0，V0，HM0）。

胞（MUC5AC 阳性）构成的小凹较深且相对于黏膜面比较垂直且密集的腺管结构。小凹上皮的宽度和窝间部的血管密度各种各样，认为在常规观察中反映了颜色从褪色到发红的多样化。

在褪色扁平隆起型病变，即所谓的白色扁平隆起，以及在发红隆起型病变中，存在难以与小凹上皮增生性息肉相鉴别的病例（**病例3**，**病例4**），考虑表面结构的形状和白区的宽度不均一可能有助于诊断。

另外，在深部并存胃固有腺类似的低度异型肿瘤的病变中，相应于在黏膜固有层不均一混杂的肿瘤的体积，表层的小凹上皮型肿瘤的小凹的方向和深度以及窝间部的宽度变得不均一，表面结构除前面提到的表现外，呈现从多种弧状到粗大乳头状（**病例5**），有时还混杂有从长椭圆形到沟状的开口部。

［**病例3**，**图3**］70 多岁，女性。

在胃体上部小弯前壁发现一处 25 mm 大小、陡然增高的褪色粗大颗粒状扁平隆起型病变（**图3a**）。在病变旁胃小弯侧接近小型类圆形的白色扁平隆起（**图3b**）。相对于白色扁平隆起的表面为均一弧状（**图3c**），在病变部的 NBI 联合放大内镜表现中，呈现由反映小凹边缘上皮的明显而宽度不一的白区（white zone）分隔的歪斜而不规则的乳头状结构，在窝间部密集存在不规则的微血管（**图3d**）。在与 ESD 标本的组织病理学表现的对比（**图3e，f**）中，病变部为由黏液丰富的肿瘤细胞形成的、构成增高的不规则乳头状

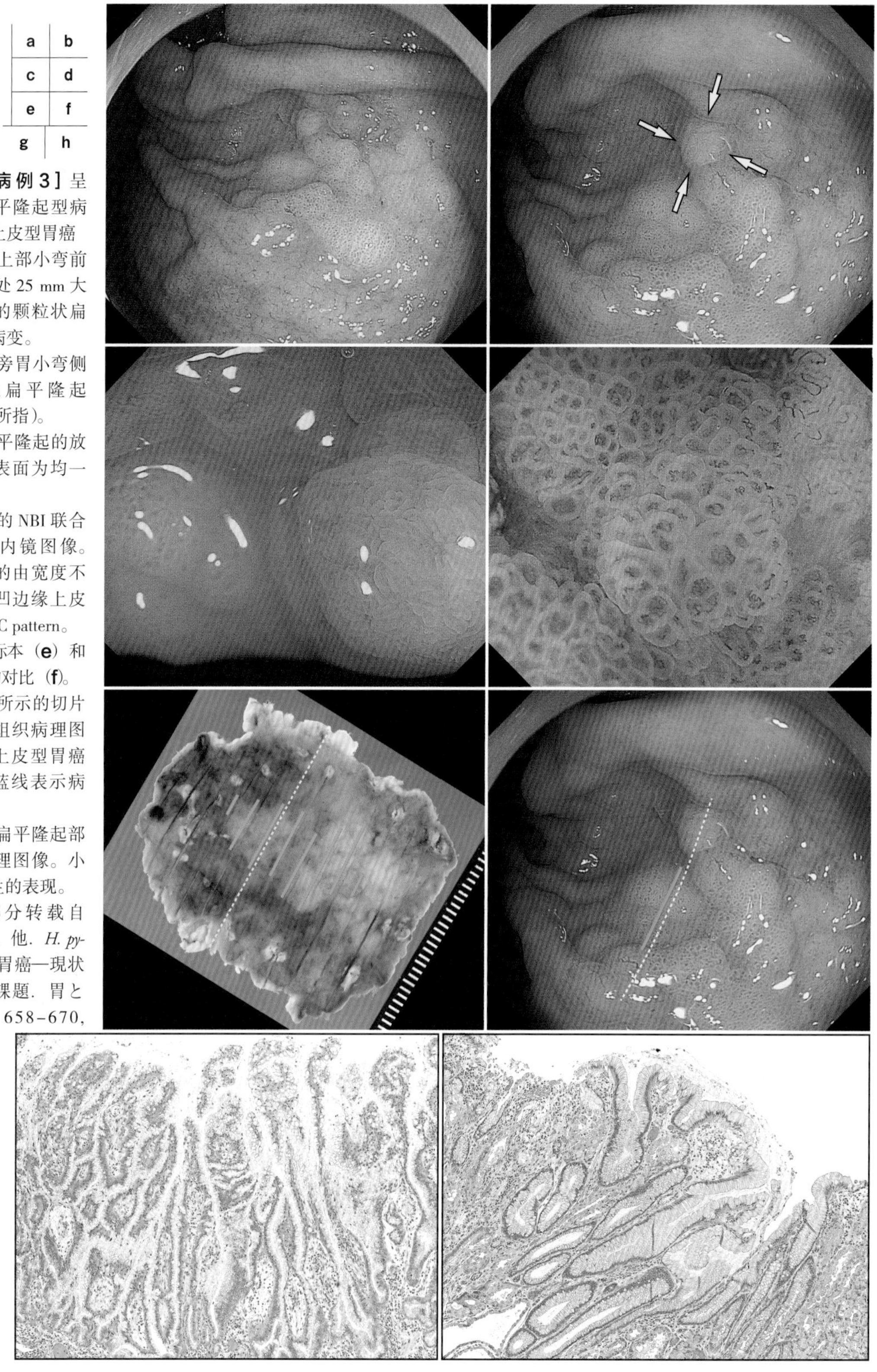

a	b
c	d
e	f
g	h

图3【病例3】呈褐色、扁平隆起型病变的小凹上皮型胃癌

a 在胃体上部小弯前壁见有一处 25 mm 大小、褐色的颗粒状扁平隆起型病变。

b 在病变旁胃小弯侧可见白色扁平隆起（黄色箭头所指）。

c 白色扁平隆起的放大图像。表面为均一弧状。

d 病变部的 NBI 联合高倍放大内镜图像。可见明显的由宽度不均一的小凹边缘上皮所致的 VEC pattern。

e，f ESD 标本（**e**）和内镜图像的对比（**f**）。

g 在 e 中所示的切片病变部的组织病理图像。小凹上皮型胃癌的表现。蓝线表示病变部位。

h 同白色扁平隆起部的组织病理图像。小凹上皮增生的表现。

〔**a，e**：部分转载自"吉村大辅，他. H. pylori 未感染胃癌—现状と将来の課題. 胃と腸 53：658-670，2018"〕

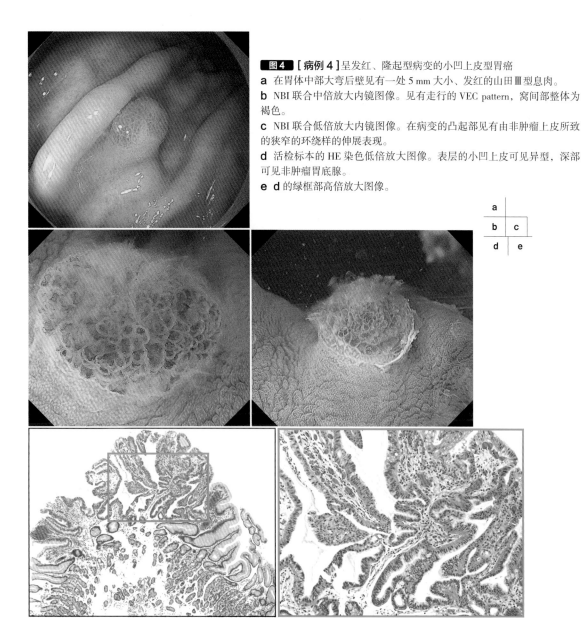

图4 [病例4]呈发红、隆起型病变的小凹上皮型胃癌

a 在胃体中部大弯后壁见有一处5 mm大小、发红的山田Ⅲ型息肉。

b NBI联合中倍放大内镜图像。见有走行的VEC pattern，窝间部整体为褐色。

c NBI联合低倍放大内镜图像。在病变的凸起部见有由非肿瘤上皮所致的狭窄的环绕样的伸展表现。

d 活检标本的HE染色低倍放大图像。表层的小凹上皮可见异型，深部可见非肿瘤胃底腺。

e d的绿框部高倍放大图像。

a	
b	c
d	e

结构的腺癌置换黏膜全层的小凹上皮型胃癌的表现（**图3g**），白色扁平隆起为小凹上皮增生的表现（**图3h**）。

[**病例4，图4**] 40多岁，男性。

在胃体中部大弯后壁发现了一处5 mm大小、发红的山田Ⅲ型息肉（**图4a**）。在常规观察中给人以小凹上皮增生性息肉的印象，但在背景黏膜无萎缩是不常见的。在NBI联合放大观察中见有形状不均一的乳头状结构和在窝间部见有

形状不均一且高度密集的血管（**图4b**）。另外，在病变的增高部可观察到由非肿瘤上皮引起的呈窄幅的环绕样的伸展表现（**图4c**）。在活检中，为高度较高的小凹上皮型癌（MUC5AC阳性）表现，在深部见有非肿瘤胃底腺（**图4d，e**）。在之后的观察中，病变消失，经过4年的长期观察，没有发现复发。

[**病例5**] 50多岁，男性（**图5**）。

在胃角上部小弯前壁发现一处15 mm大小、

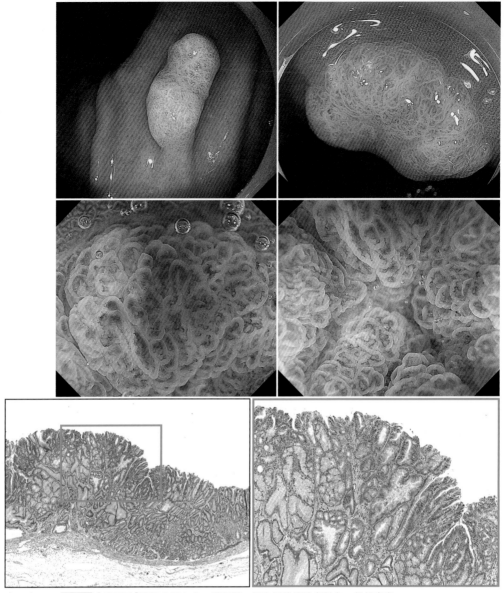

a	b
c	d
e	f

图5 [病例5]类似小凹上皮、胃底腺、假幽门腺的肿瘤混在一起的病变

a 在胃角上部小弯前壁见有一处15 mm大小、褪色和发红混杂的，表面呈粗大乳头状、略高的隆起型病变。

b 白光近距图像。

c 病变口腔侧边缘的NBI联合放大内镜图像。

d 病变内部的NBI联合放大内镜图像。

e HE染色低倍放大图像。为最表层类似于小凹上皮，深部类似于胃底腺及假幽门腺的低度异型黏膜癌。

f 病变口腔侧边缘表层的HE染色中倍放大图像（**e**的绿框部高倍放大图像）。小凹的方向性和深度及窝间部的宽度不均一。

〔**a ~ c, e, f**：部分转载自"吉村大辅，他. H. pylori 未感染胃癌—现状と将来の课题. 胃と肠 53：658-670, 2018"〕

褪色和发红混杂在一起的明显增高的隆起型病变（**图5a，b**）。在NBI联合放大观察中，观察到从扭曲而不规则的弧状到粗大乳头状的结构，由于

窝间部为厚的小凹上皮，观察到略不明显且不规则、形状不均一的微血管（**图5c, d**）。在ESD标本的组织病理学表现中，最表层为小凹上皮，

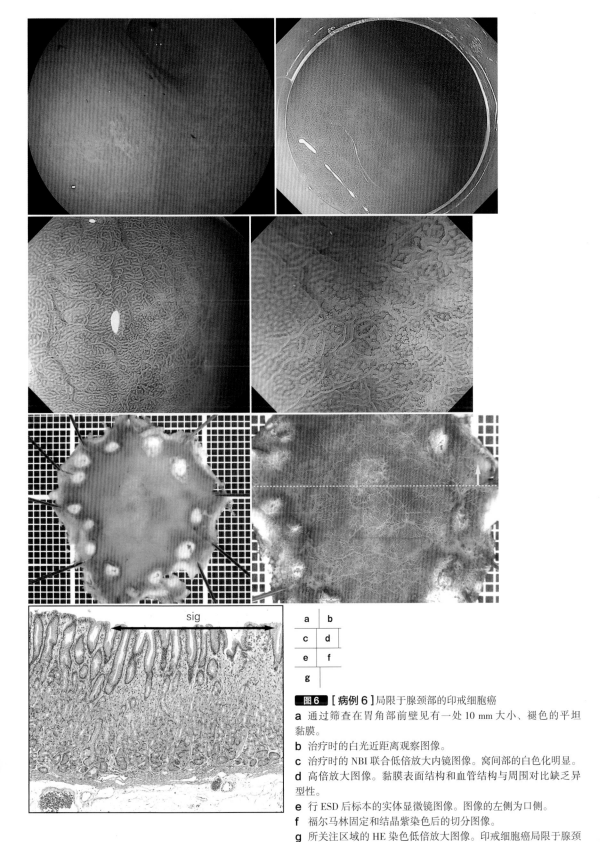

a	b
c	d
e	f
g	

图6 [病例6]局限于腺颈部的印戒细胞癌

a 通过筛查在胃角部前壁见有一处 10 mm 大小、褪色的平坦黏膜。

b 治疗时的白光近距离观察图像。

c 治疗时的 NBI 联合低倍放大内镜图像。窝间部的白色化明显。

d 高倍放大图像。黏膜表面结构和血管结构与周围对比缺乏异型性。

e 行 ESD 后标本的实体显微镜图像。图像的左侧为口侧。

f 福尔马林固定和结晶紫染色后的切分图像。

g 所关注区域的 HE 染色低倍放大图像。印戒细胞癌局限于腺颈部，表层的小凹上皮的结构与周围黏膜一样。

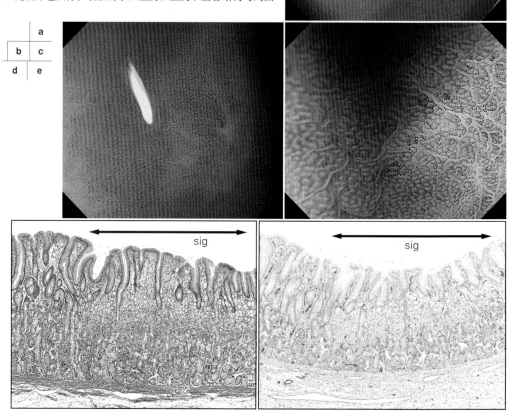

图7 [病例7]局限于腺颈部的印戒细胞癌

a 在胃前庭部前壁见有一处 12 mm 大小、褪色的平坦病变，内部残存以前医生的活检痕迹（白色箭头所指）。

b 白光低倍放大内镜图像。口侧边缘的表面结构和血管结构与周围黏膜几乎相同。

c NBI 高倍放大内镜图像。

d 病变边缘的 HE 染色低倍放大图像。印戒细胞癌局限于腺颈部。

e d 的 CD31 免疫染色图像。表层的小凹上皮和上皮下血管结构与周围黏膜一样。

在深部为形态和免疫化学染色行为类似于胃底腺及假幽门腺的低度异型黏膜癌（**图5e，f**）。

2. 幽门螺杆菌未感染印戒细胞癌的放大内镜表现

在常规观察中，许多作为具有区域性的褪色平坦病变被辨识，边缘没有高度差，只有颜色为诊断契机。在组织病理学上，以黏膜固有层的腺颈部为中心密集存在印戒细胞癌的黏膜癌是典型的（**病例6，病例7**）。此时，在 NBI/BLI 放大观察中，表面结构、微血管结构均未发现与背景黏膜有差异，窝间部白色化，微血管更加清晰可见。一般认为，这是由于比较均一地局限于腺颈部的印戒细胞癌未破坏表层的小凹上皮和上皮下血管网的结构，通过其丰富的黏液使白光散射的结果，是在周围黏膜无炎症和萎缩的幽门螺杆菌未感染印戒细胞癌的放大内镜表现的一个特征。但是，当在黏膜固有层中的肿瘤量变得有一定厚度时，则与有无幽门螺杆菌感染无关，窝间部不均一地放大，微血管结构也呈现不规则样。关于印戒细胞癌的放大内镜表现，如文献所报道的那样，在笔者经治的病例中，也难以设定基于表面结构和血管结构的 DL，认为在肿瘤局限于黏膜中层的病变的侧向范围的诊断上有局限性。认识到在现状下作为推定其病理结构的手段是有效的。

[病例6，图6] 50多岁，女性。

在筛查中，在胃角部前壁发现一处 10 mm 左右的褪色平坦黏膜（**图6a**）。在治疗时观察中，作为边界明显的褪色黏膜被辨识（**图6b**）；在 NBI 联合放大观察中，表面结构与背景黏膜一样，窝间部白色化，网状的微血管结构与背景比较明显地被辨识，但诊断为其缺乏不规则性（**图6c, d**）。在 ESD 标本（**图6e, f**）的组织病理学表现中，局限于胃底腺和幽门腺交界区的胃黏膜腺颈部密集存在黏液丰富的印戒细胞癌（**图6g**）。

[病例7，图7] 30多岁，女性。

对位于胃角部前壁的 12 mm 大小的褪色平坦病变进行了活检，发现 Group 5 印戒细胞癌的表现，经介绍来院就诊（**图7a**）。病变与周围黏膜之间没有高度差，具有颜色差，边界明显，除中央的活检部位外，口腔侧边缘的表面结构和血管结构与周围黏膜基本相同（**图7b**）。在 NBI 联合放大观察中，白色的窝间部和上皮下的血管网变得更清楚（**图7c**）。在组织病理学表现中，局限于胃底腺和幽门腺交界区黏膜的腺颈部存在印戒细胞癌（**图7d**），表面结构和通过 CD31 免疫染色的上皮下血管结构（**图7e**）与周围黏膜之间未见差异。

结语

在以本书为中心，历史上一脉相承建立的早期胃癌的内镜诊断上，作为上皮性恶性肿瘤的特征是有明显的边界和隆起、病变部的颜色和凹凸的不规则等，但在幽门螺杆菌未感染胃癌中也存在很难适用上述特征的胃癌。另外，一部分由于肿瘤本身为低度异型，也可以说放大内镜表现缺乏不规则性。但是，根据经治病例的验证，提示了通过放大观察可推测肿瘤的成分和结构等组织病理学表现的可能性。

参考文献

[1] Kamada T, Haruma K, Ito M, et al. Time trends in *Helicobacter pylori* infection and atrophic gastritis over 40 years in Japan. Helicobacter 20：192–198, 2015.
[2] 藤崎順子，山本智理子，堀内祐介，他. *Helicobacter pylori* 陰性未分化型早期胃癌の特徴. 胃と腸 49：854–861, 2014.
[3] 青木利佳，安田貢，山ノ井昭，他. 検診施設における *Helicobacter pylori* 未感染胃癌の時代的変遷. 胃と腸 49：841–853, 2014.
[4] 吉村大輔，吉村理江，落合利彰. 背景胃粘膜を念頭においた *Helicobacter pylori* 未感染胃癌の形態の組織学的特徴. Gastroenterol Endosc 57（Suppl 1）：577, 2015.
[5] Yoshimura D, Yoshimura R, Mizutani T, et al. Clinical and pathological characteristics of gastric cancer without *Helicobacter pylori* infection and its background gastric mucosa. Gastroenterology 152：S260–261, 2017.
[6] 吉村大輔，吉村理江，加藤誠也，他. *H. pylori* 未感染胃癌—現状と未来の課題. 胃と腸 53：658–670, 2018.
[7] 八木一芳，味岡洋一. 胃の拡大内視鏡診断，第2版. 医学書院. pp 841–853, 2014.
[8] 八尾建史，松井敏幸，岩下明徳. 胃拡大内視鏡. 日本メディカルセンター. pp 841–853, 2009.
[9] Muto M, Yao K, Kaise M, et al. Magnifying endoscopy simple diagnostic algorithm for early gastric cancer（MESDA-G）. Dig Endosc 28：379–393, 2016.
[10] Ueyama H, Yao T, Nakashima Y, et al. Gastric adenocarcinoma of fundic gland type（chief cell predominant type）: proposal for a new entity of gastric adenocarcinoma. Am J Surg Pathol 34：609–619, 2010.
[11] 田邉寛，岩下明徳，池田圭祐，他. 胃底腺型胃癌の病理組織学的特徴. 胃と腸 50：1469–1479, 2015.
[12] Ueyama H, Matsumoto K, Nagahara A, et al. Gastric adenocarcinoma of the fundic gland type（chief cell predominant type）. Endoscopy 46：153–157, 2014.
[13] Kanemitsu K, Yao K, Nagahama T, et al. The vessels within epithelial circle（VEC）pattern as visualized by magnifying endoscopy with narrow-band imaging（ME-NBI）is a useful marker for the diagnosis of papillary adenocarcinoma：a case-controlled study gastric adenocarcinoma of the fundic gland type（chief cell predominant type）. Gastric Cancer 17：469–477, 2014.
[14] 吉村大輔，中島明彦，加藤誠也. 未感染未分化型胃癌（1）. 田尻久夫（監）. 新しい診断基準・分類に基づいた NBI/BLI/LCI 内視鏡アトラス. 日本メディカルセンター, pp 160–161, 2016.
[15] 藤崎順子，岡田和久，富田英臣，他. 微小胃癌の拡大内視鏡診断の限界に迫る—未分化型微小胃癌の診断. 胃と腸 48：857–868, 2013.
[16] 藤崎順子，堀内裕介，平澤俊明，他. *H. pylori* 未感染未分化型胃癌の診断のこつ. 日消誌 58：1001–1009, 2016.
[17] 土山寿志，中西宏佳，津山翔，他. *Helicobacter pylori* 陰性未分化型胃癌の速報伸展診断における NBI 併用拡大観察. 胃と腸 49：889–901, 2014.

Summary

Magnifying Endoscopic Diagnosis of Early
Gastric Cancer and Superficial Neoplasm
without *Helicobacter pylori* Infection :
A Case Series

Daisuke Yoshimura[1], Rie Yoshimura[2],
Seiya Kato[3], Takahiro Mizutani[1],
Toshiaki Ochiai, Tomohito Chaen,
Shinichiro Fukuda, Risa Iwao,
Kojiro Niho, Kayoko Nakano,
Yusuke Kitagawa, Kaoru Ichida,
Minako Izumi, Eikichi Ihara[4],
Yoshihiro Ogawa

The present study was retrospective and aimed to investigate the magnifying endoscopic appearance of early gastric cancer without *H. pylori* (*Helicobacter pylori*) infection from April 2005 to June 2018. We included 40 patients who fulfilled the requirement of not being infected by HP in the diagnosis as well as endoscopic and histological examinations. Of these, 21 patients had very well differentiated adenocarcinomas of the gastric phenotype, whereas 19 had signet-ring cell carcinomas. Fundic gland type adenocarcinomas and signet ring cell carcinomas did not exhibit demarcation lines because their surfaces were covered with the normal foveolar epithelium. In addition, some highly differentiated adenocarcinomas of other gastric phenotypes exhibited only subtle irregularities of surface patterns because of their pathological characteristics. However, we conclude that elaborate magnifying endoscopy could potentially estimate the histopathological structures of such gastric type adenocarcinomas by detecting the subtle surface and vascular abnormalities.

[1]Division of Gastroenterology, Saiseikai Fukuoka General Hospital, Fukuoka, Japan.
[2]Health Checkup Center Wellness, Fukuoka, Japan.
[3]Division of Pathology, Saiseikai Fukuoka General Hospital, Fukuoka, Japan.
[4]Medicine and Bioregulatory Science (The 3rd Department of Internal Medicine), Kyushu University, Fukuoka, Japan.

十二指肠非肿瘤性病变的放大观察

平田 敬[1]

藏原 晃一

八板 弘树

大城 由美[2]

浦冈 尚平[1]

吉田 雄一朗

和智 博信

松场 瞳

摘要● 根据十二指肠非肿瘤性病变中伴有呈白色化的弥漫性病变和伴有胃小凹上皮的局限性病变（肿瘤样病变）的 NBI 联合放大内镜表现，对笔者经治的基于组织病理学上得到确定诊断的病例进行了研究。弥漫性病变的白色化起因于黏膜固有层中存在的淋巴流动的停滞和脂肪滴的沉积（播撒性白点），以及巨噬细胞的集簇（Whipple 病、碳酸镧相关性病变）等。这种情况下，白色化的表层的微血管的辨识，能够与在肠型腺瘤观察到的 WOS 进行鉴别。另外，在肿瘤样病变中，伴有典型的胃小区样的病变，可以通过常规观察和 NBI 联合放大观察进行鉴别诊断，但也存在难以与十二指肠绒毛相鉴别的病例。对于十二指肠非肿瘤性病变，在考虑各疾病的形态和病理学结构的同时，除常规观察外，在 NBI 联合放大观察中着眼于表面结构和微血管的有无以及绒毛的外形，有可能对其鉴别诊断有用。

■关键词 十二指肠　非肿瘤性病变　NBI 联合放大观察　胃小凹上皮肠化生　白色绒毛

[1] 松山赤十字病院胃腸センター　〒790-8524松山市文京町1
　　E-mail : t.hirata@matsuyama.jrc.or.jp
[2] 同　病理診断科

前言

在采用内镜进行上消化道筛查普及的背景下，十二指肠观察在日常检查中的重要性正在被人们认识到，而近年来伴随窄带成像（narrow band imaging，NBI）联合放大内镜技术的引进和普及，可见部分有提示 NBI 联合放大观察对十二指肠上皮性肿瘤的有用性的报道。但是，NBI 联合放大观察对诊断十二指肠非肿瘤病变的有用性仍不明确。

此次，笔者等为了阐明 NBI 联合放大观察对诊断十二指肠非肿瘤病变的有用性，在经治的通过活检或切除标本得到组织病理学确定诊断的十二指肠非肿瘤病变中，筛选出已施行 NBI 联合放大观察的病例，重新评估了其放大内镜表现及组织病理学表现。

在本文中，将十二指肠非肿瘤性病变分为弥漫性病变和局限性病变（肿瘤样病变），将在弥漫性病变中呈白色化的疾病和在局限性病变（肿瘤样病变）中伴有胃小凹上皮的疾病作为研究对象分别提出来。基于过去的报道和笔者经治的病例，分别对每种疾病的 NBI 联合放大内镜表现和组织病理学表现进行了概述。

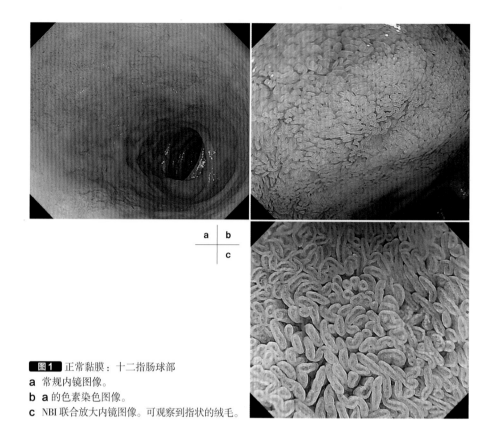

图1 正常黏膜：十二指肠球部
a 常规内镜图像。
b a 的色素染色图像。
c NBI 联合放大内镜图像。可观察到指状的绒毛。

NBI联合放大内镜表现

1. 正常十二指肠黏膜

正常十二指肠的黏膜表面被约为 0.5 mm 的绒毛所覆盖。绒毛的表面被吸收上皮细胞所覆盖，在表层微绒毛发达，形成刷状缘；在上皮下毛细血管发达，在绒毛的中心见有中心乳糜管。由于正常的十二指肠黏膜被长绒毛密集覆盖，因此很难通过放大内镜观察绒毛的全貌，仅限于以其前端为中心的观察。另外，只要绒毛不存在严重的萎缩，就很难观察到像胃和大肠那样的腺管开口部。在正常绒毛的 NBI 联合放大观察中，绒毛边缘上皮显示为白色带状，在其内部见有袢状的毛细血管。被绒毛边缘上皮环绕的绒毛的形态呈手指状、叶状或者峰状（**图1，图2**）。根据观察的角度不同而表现不同，在绒毛边缘上皮的起点，有时伴有被认为是与刷状缘的存在密切相关的蓝白色光的线——亮蓝嵴

（light blue crest，LBC）。

2. 呈白色的弥漫性病变

在所报道的在十二指肠弥漫性病变中呈白色化的代表性疾病（**表1**）中，在笔者所经治的病例中，对 Whipple 病和碳酸镧相关性十二指肠病变进行研究是可能的。下面结合在正常人中可见的播散性白点进行叙述。

（1）播散性白点（淋巴管扩张）

在常规内镜检查中，播散性白点主要作为分散在十二指肠球部～降部的点状的白色化被辨识（**图3a**）。在笔者所经治病例的 NBI 联合放大观察中，绒毛的外形略肥大，被绒毛边缘上皮包围的部分呈白色，在其表层可以辨识微血管（**图3b**）。在组织病理学上，在黏膜固有层内见有扩张的淋巴管（**图3c**），在脂肪染色图像（油红 O 染色）中，在黏膜固有层的扩张的淋巴管内见有微小的脂肪滴（**图3d**）。

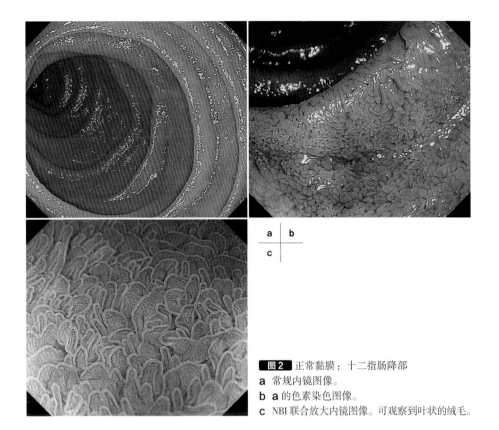

图2 正常黏膜：十二指肠降部
a 常规内镜图像。
b a 的色素染色图像。
c NBI 联合放大内镜图像。可观察到叶状的绒毛。

表1 呈白色化的十二指肠弥漫性病变

播散性白点（淋巴管扩张）

细菌感染（Whipple 病、非结核性抗酸菌病等）

医源性十二指肠炎（碳酸镧相关性胃肠病）

AA 淀粉样变性

寄生虫 / 原虫感染性疾病（兰伯鞭毛虫病、等孢子球虫病、粪线虫病等）

其他

（2）Whipple 病

Whipple 病是由于革兰阳性杆菌（*Tropheryma whipplei*）的机会感染而呈现多种临床症状的全身性感染性疾病。消化道病变的易发部位为十二指肠降部～空肠，常规内镜表现以弥漫性的白色化（白色绒毛）为特征（**图4a，b**）。在笔者经治病例的 NBI 联合放大观察中发现，绒毛的外形大小不一，一部分呈棍棒状肿大。被绒毛边缘上皮环绕的绒毛内显白色，在表层可观察到微血管（**图4c**）。组织病理学上，在黏膜固有层有许多 PAS（periodic acid–Schiff）染色阳性的泡沫状巨噬细胞集簇（**图4f**），散见有间质的扩张和脂肪滴（**图4d**）。在对脂肪滴的膜蛋白——脂肪分化相关蛋白（adipophilin）的抗 adipophilin 抗体用作第一抗体的免疫染色中，阳性表达也与泡沫状巨噬细胞的集簇一致（**图4e**）。

（3）碳酸镧相关性十二指肠病变

碳酸镧是用于慢性肾脏疾病患者的高磷血症的治疗药，有报道称其沉积于胃十二指肠黏膜呈现病变。其内镜表现以白色化（白色颗粒状黏膜表现）为特征，在笔者经治病例，在 Kerckring 皱襞的嵴上更显著地见有相同的表现（**图5a**）。在 NBI 联合放大观察中，绒毛的外形略肿大，被绒毛边缘上皮环绕的绒毛内呈白色，在表层可观察到微血管（**图5b**）。组织病理学上，在绒毛部分的黏膜固有层见有浅棕色、含嗜酸性物质的巨细胞的集簇（**图5c**）。在对于 adipophilin

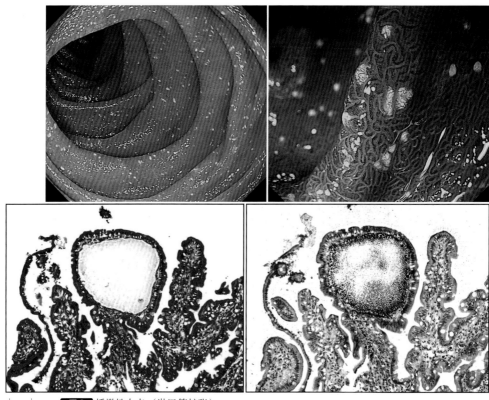

图3 播撒性白点（淋巴管扩张）

a 常规内镜图像。在十二指肠降部见有弥漫性播撒性白点。

b NBI 联合放大内镜图像。绒毛的外形略肥大，被绒毛边缘上皮包围的部分呈白色，在表层观察到微血管。

c 活检组织病理图像。在黏膜固有层见有淋巴管的扩张。

d 活检标本的脂肪染色图像（油红 O 染色）。在黏膜固有层扩张的淋巴管内见有被红染的脂肪滴。

的免疫染色中，黏膜固有层的巨噬细胞部分呈阳性（**图 5d**）。

3. 伴有胃小凹上皮的局限性病变（肿瘤样病变）

在十二指肠肿瘤样病变中，伴有胃小凹上皮的代表性病变如**表 2** 所示。下面就异位胃黏膜和胃小凹上皮肠化生、Brunner 腺增生 / 错构瘤、胃小凹上皮增生 / 胃小凹上皮增生性息肉进行叙述。

（1）异位胃黏膜和胃小凹上皮肠化生

在常规内镜表现中，异位胃黏膜呈现发红或与周围颜色相同的单结节状隆起和颗粒状小隆起的集簇，为黏膜下肿瘤（submucosal tumor，SMT）样形态（**图 6a，b**）。在 NBI 联合放大观察中，可以观察到与幽门螺杆菌未感染胃的前庭部和胃体部相同的表现，即在可观察到规则性管状和弧状或多边形的小凹边缘上皮的窝间部可见有螺旋状毛细血管的胃前庭部黏膜，以及可观察到呈现褐色的类圆形的腺开口部和其周围的椭圆形的小凹边缘上皮，及多边形的上皮下毛细血管的胃体部黏膜上的表现（**图 6c**）。在组织病理学上，被覆上皮为胃小凹上皮，在黏膜固有层伴有主细胞、壁细胞这样的胃底腺组织（**图 6d**）。

在常规观察中，胃小凹上皮肠化生作为低矮的小隆起被观察到（**图 7a，b**）；在 NBI 联合放大观察中，也有时见有甜甜圈样、胃小沟样、幽门腺样表面结构（**图 7c**）。但是，在胃小凹上

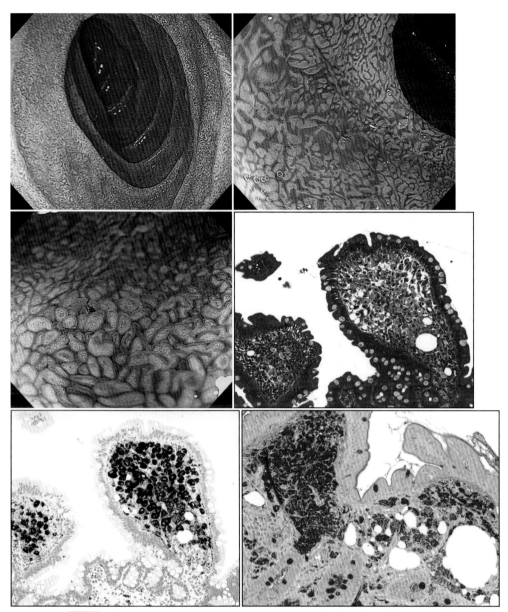

a	b
c	d
e	f

图4 Whipple 病

a 常规内镜图像。在十二指肠降部见有弥漫性白色化（白色绒毛）。

b a 的放大观察图像。

c NBI 联合放大内镜图像。在被绒毛边缘上皮环绕的绒毛内呈白色，绒毛外形见有部分棍棒状的肿大和大小不同，在表层观察到微血管。

d 活检组织病理图像。在黏膜固有层有许多的巨噬细胞聚集成簇，见有间质的扩张，其间散见有脂肪滴。

e 对于 adipophilin 的免疫染色图像。与黏膜固有层的泡沫状巨噬细胞的集簇一致，adipophilin 染色呈阳性。

f PAS 染色图像。在黏膜固有层见有 PAS 染色阳性的泡沫状巨噬细胞。

〔**a ~ c**：转载自"藏原晃一，他．Whipple 病．胃と腸 53：489–495, 2018"〕

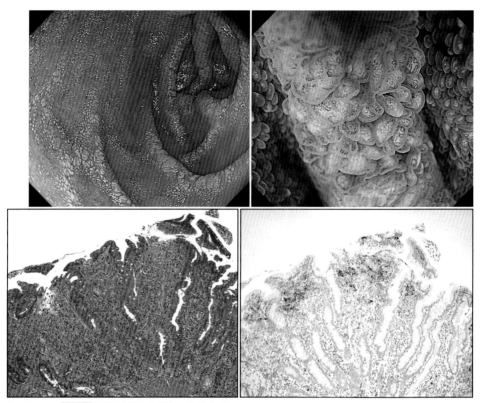

a	b
c	d

图5 碳酸镧相关性胃十二指肠病变

a 常规内镜图像。在十二指肠球部的 Kerckring 皱襞的嵴上，更明显地见有白色微小颗粒状隆起。

b NBI 联合放大内镜图像。在白色颗粒状隆起的表层可辨识微血管。

c 活检组织病理图像。呈淡棕色、含有嗜酸性物质的巨噬细胞在黏膜固有层聚集成簇。

d adipophilin 的免疫染色图像。在黏膜固有层的巨噬细胞部分为 adipophilin 染色阳性。

皮肠化生仅限于局部的情况下，或在同一绒毛内胃小凹上皮肠化生和小肠型上皮共存的情况下，通过 NBI 联合放大观察仅辨识局部的胃小凹上皮肠化生是困难的。另外，多数情况下仅靠活检无法确认有无胃底腺组织，因此，与异位胃黏膜的鉴别有必要严格基于切除标本进行。

（2）Brunner 腺增生／错构瘤

　　Brunner 腺增生／错构瘤作为 SMT 样的单发或多发性的隆起型病变好发于十二指肠球部（**图8a，b**）。在笔者经治病例的 NBI 联合放大观察中，在与周围黏膜一样观察到手指状、叶状或嵴状的十二指肠绒毛中，观察到酷似于幽门螺杆菌未感染的胃体部和前庭部的胃小区样表现，呈现从岛状到面状（**图8c**）。在组织病理学上，病

表2 伴有胃小凹上皮的十二指肠肿瘤样病变

异位胃黏膜

胃小凹上皮肠化生

Brunner 腺增生／错构瘤

胃小凹上皮增生／胃小凹上皮增生性息肉

变的主体在黏膜下层或黏膜固有层，表面覆盖着正常或萎缩的绒毛结构，但在表层的一部分伴有胃小凹上皮肠化生（**图8d**）。

（3）胃小凹上皮增生／胃小凹上皮增生性息肉

　　胃小凹上皮增生／胃小凹上皮增生性息肉的常规内镜图像多呈发红、表面平滑的形态（**图9a**）。在笔者经治病例的 NBI 联合放大观察中，从白色的弧状到线状形态的小凹边缘上皮形

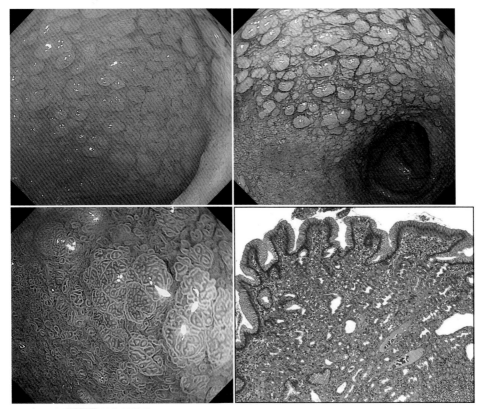

图6 异位胃黏膜

a 常规内镜图像。从十二指肠球部前壁到上壁，见有同颜色的半球状小隆起的集簇。

b **a** 的色素染色图像。

c NBI 联合放大内镜图像。观察到与未感染幽门螺杆菌的胃体部和前庭部同样的表现。

d 组织病理图像。在表层见有胃小凹上皮，在深部见有成熟的胃底腺组织。

〔转载自"平田敬，他．十二指肠非乳头部隆起性病变—肿瘤样病变．胃と肠　53：1596–1606，2018"，部分有改变〕

成规则的窝间部，与窝间部一致，见有规则的、扩张的袢状血管（**图9b**）。在组织病理学上，见有胃小凹上皮的增生，在深部伴有少量的 Brunner 腺（**图9c**）。

讨论

在十二指肠非肿瘤性弥漫性病变中，作为呈白色化的疾病，被列举出有 Whipple 病、兰伯鞭毛虫病等感染性疾病，碳酸镧相关性十二指肠病变等药源性疾病，以及淋巴管扩张症、淀粉样蛋白 A（amyloid A，AA）淀粉样变性等。如在本研究中显示的那样，对播散性白点（淋巴管扩张）、Whipple 病和碳酸镧相关十二指肠病变，

通过 NBI 联合放大观察，见到被绒毛边缘上皮环绕的绒毛内的白色化被增强，可以辨识绒毛上皮正下方的血管。在这些疾病的白色化，被认为是由于扩张的淋巴管、脂肪滴和巨噬细胞的集簇所引起的。并且，由于其主体存在于黏膜固有层，推测通过 NBI 联合放大观察可以辨识绒毛上皮正下方的血管。另外，播散性白点除在原发性淋巴管扩张症见有同样的表现外，在从肠黏膜被吸收的脂肪转运延迟时可被观察到，在伴有吸收障碍的 AA 淀粉样变性等弥漫性疾病中可被观察到的白色化有可能反映着这种机制。

为了与呈白色化的弥漫性病变相比较，在同样伴有白色化的代表性肿瘤性病变（**表3**）

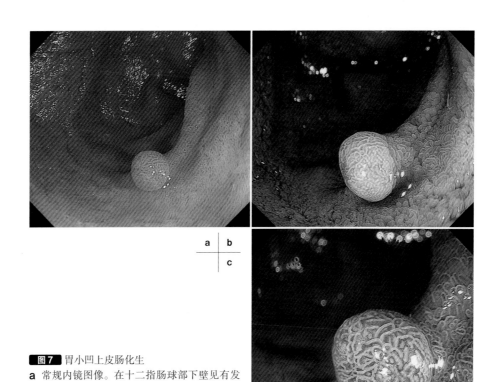

	a	b
		c

图7 胃小凹上皮肠化生
a 常规内镜图像。在十二指肠球部下壁见有发红的低矮的小隆起。
b a 的色素染色图像。
c NBI 联合放大内镜图像。见有胃小区样表现。

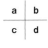

a	b
c	d

图8 Brunner 腺增生/错构瘤

a 常规内镜图像。在十二指肠球部见有发红的 SMT 样隆起。

b a 的色素染色图像。

c NBI 联合放大内镜图像。观察到从岛状到面状的酷似于胃体部和胃前庭部的胃小区样表现。

d 组织病理图像。在表层的一部分见有胃小凹上皮。

〔转载自"平田敬，他. 十二指肠非乳头部隆起性病变—腫瘍樣病变. 胃と腸 53: 1596–1606, 2018"，部分有改变〕

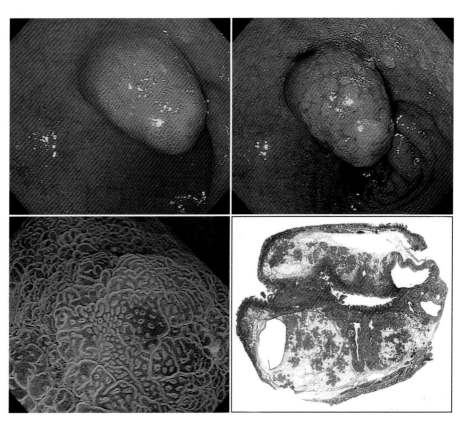

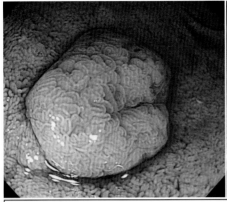
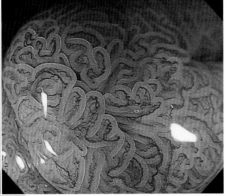
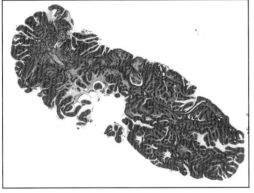

a	b
c	

图9 胃小凹上皮增生性息肉

a 色素染色图像。在十二指肠球部见有表面平滑、发红的亚蒂息肉。

b NBI 联合放大内镜图像。呈白色弧状到线状形态的小凹边缘上皮形成规则的窝间部，与窝间部一致，见有规则的、扩张的袢状血管。

c 微距图像。见有胃小凹上皮的增生，在深部伴有少量的 Brunner 腺。

〔转载自"平田敬，他. 十二指肠非乳头部隆起性病变—肿瘤样病变. 胃と腸 53：1596–1606，2018"，部分有改变〕

表3 呈白色化的主要的十二指肠肿瘤性病变

上皮性肿瘤

  肠型腺瘤

非上皮性肿瘤

  淋巴管瘤

  滤泡性淋巴瘤

  脂肪瘤

中，笔者将经治的病例中能够回顾肠型腺瘤、淋巴管瘤、滤泡性淋巴瘤的 NBI 联合放大表现和组织病理表现显示于**图10～图12**中。肠型腺瘤的典型表现为微小颗粒状的扁平隆起（**图10a，b**），在 NBI 联合放大观察中大多在表面上伴有白色不透明物质（white opaque substance，WOS）（**图10c**）。由于 adipophilin 阳性的脂肪滴存在于腺瘤的上皮细胞的表层（**图10d**），在 NBI 联合放大观察中无法辨识上皮

正下方的血管。淋巴管瘤是呈从单发至多结节状形态的表面平滑的黄白色 SMT 样隆起，在顶部伴有点状的白色化（**图11a，b**）。引起白色化的机制与淋巴管扩张相同，在 NBI 联合放大观察中，在点状白色化的表层可观察到微血管（**图11c**）；在活检标本的脂肪染色图像中，在淋巴管内见有脂肪滴（**图11d**），呈 adipophilin 阳性（**图11e**）。滤泡性淋巴瘤作为集簇及多发的白色颗粒状隆起（**图12a**）被辨识，在 NBI 联合放大观察中，在白色颗粒状隆起的表层可观察到微血管（**图12b**）；在活检组织病理图像中，虽然在黏膜固有层中见有小型～大型的异型淋巴细胞的滤泡状增殖，但未见淋巴管扩张（**图12c**），为 adipophilin 阴性，也未见脂肪滴（**图12d**）。一般认为，存在于黏膜固有层的肿瘤淋巴细胞的浸润是白色化的原因。像这样，即使在呈现同样的白色化的病变中，各疾病的发生机制也不一样。

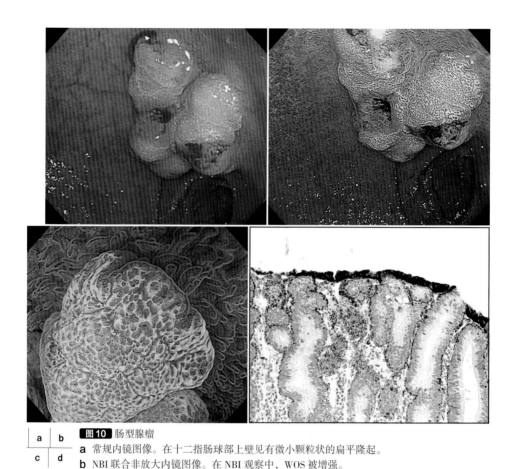

a	b
c	d

图10 肠型腺瘤

a 常规内镜图像。在十二指肠球部上壁见有微小颗粒状的扁平隆起。

b NBI 联合非放大内镜图像。在 NBI 观察中，WOS 被增强。

c NBI 联合放大内镜图像。由于 WOS，黏膜上皮正下方的微血管不能被辨识。

d 对于 adipophilin 的免疫染色图像。在腺瘤的上皮细胞的表层，adipophilin 染色呈阳性。

另外，关于呈白色化的十二指肠病变的"绒毛的外形"，可获得反映各疾病的组织病理表现的 NBI 联合放大内镜表现。即，向黏膜固有层内的淋巴流动的停滞和脂肪滴的沉积，由于巨噬细胞的集簇、淋巴细胞浸润而绒毛的外形变得大小不同，有时呈融合、棍棒状、颗粒状。像这样，笔者认为，对于呈白色化的十二指肠病变，除了常规观察外，在 NBI 联合放大观察中着眼于表层血管的有无和绒毛的外形有助于鉴别。

在非肿瘤性局限性病变（肿瘤样病变）中，伴有胃小凹上皮的病变有异位胃黏膜、胃小凹上皮肠化生、Brunner 腺增生 / 错构瘤、胃小凹上皮增生 / 胃小凹上皮增生性息肉等。近年来，有

人指出，着眼于在隆起型病变的表面观察到的呈从岛状到面状的淡棕色的胃小区样表现，有可能有助于对这些显示胃型表型的病变的鉴别诊断。但是，由于胃小凹上皮的分布因病变不同而有差异，有时也在同一绒毛内胃小凹上皮肠化生和小肠型上皮共存，因此推测只通过 NBI 联合放大观察难以分辨局部的胃小凹上皮肠化生的情况不在少数。也就是说，在呈现胃型表型的肿瘤样病变中，既有伴典型的胃小区样表现的病变，通过常规观察和 NBI 联合放大观察可以鉴别的情况，也有不少因十二指肠绒毛与观察方向的不同和肠管内的环境和各种病态而呈多样的形态、胃小凹上皮肠化生的分布参差不齐等原因而使胃小区样表现和十二指肠绒毛的鉴别困难的情况，有必要

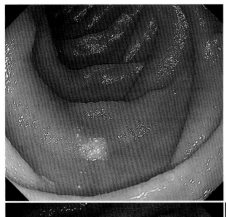

图11 淋巴管瘤

a 常规内镜图像。在十二指肠降部见有表面平滑的黄白色的 SMT 样隆起，在顶部伴有点状的白色化。

b a 的色素染色图像。

c NBI 联合放大内镜图像。绒毛外形略肥大，在白色斑点部的表层可观察到微血管。

d 活检标本的脂肪染色图像（油红 O 染色）。在黏膜固有层的扩张的淋巴管内，见有被红染的脂肪滴。

e 对于 adipophilin 的免疫染色图像。在黏膜固有层内的扩张的淋巴管内，adipophilin 染色呈阳性。

a	
b	c
d	e

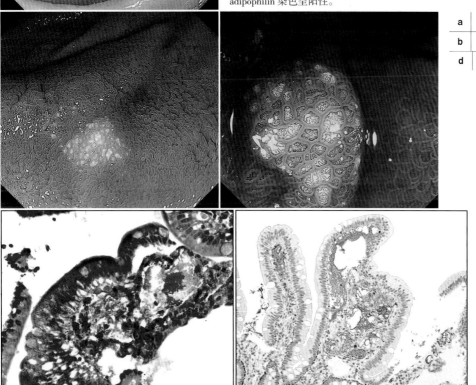

牢记这些。

另外，关于需要与肿瘤样病变进行鉴别的胃型肿瘤的报道还很少，其临床组织病理学表现还有很多不明之处。近年来，在胃型肿瘤中，显示轻度的核异型和结构异型，常常膨胀性地进展至黏膜下层，但无破坏性浸润，作为位于胃型腺瘤和浸润癌的中间性疾病概念，提出了恶性潜能未定的肿瘤（neoplasms of uncertain malignant potential，NUMP）这一概念。在笔者经治的病例中，通过组织病理学表现的重新评价，也存在有从 Brunner 腺增生等非肿瘤病变被重新分类为 NUMP 的病例。像这样，胃型肿瘤和呈胃型表型的非肿瘤样病变的病理学上的鉴别也不是件容易的事情，期望进一步对更多病例的研究和诊断体系的确立。

综上，本文就十二指肠非肿瘤性病变的 NBI

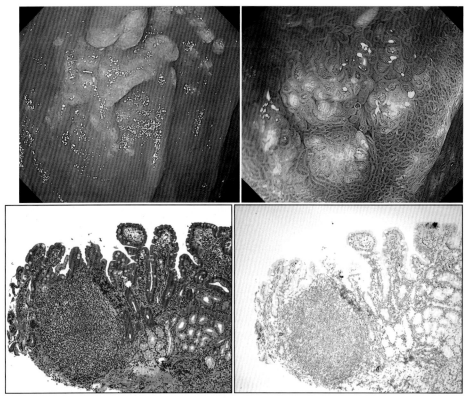

a	b
c	d

图12 滤泡性淋巴瘤

a 常规内镜图像。在十二指肠球部前壁见有白色颗粒状隆起的集簇。

b NBI联合放大内镜图像。绒毛外形肥大、愈合，在白色的颗粒状隆起的表层可以观察到黏膜上皮正下方的微血管。

c 活检组织病理图像。在黏膜固有层有小型～中型的异型淋巴细胞呈滤泡状增殖。

d 对于adipophilin的免疫染色图像。adipophilin染色呈阴性。

联合放大表现和其组织病理学表现进行了阐述。据报道，由于活检在十二指肠容易产生黏膜下层的纤维化、内镜切除时容易引起损伤以及术前活检的正诊率低等，人们谋求不依赖活检的内镜鉴别诊断能力的提高。虽然认为通过详细观察胃小区样表现的有无、表层的颜色和血管、绒毛的外形等，一定程度上可能类推其组织病理学表现，但因为绒毛和Brunner腺的存在、胃小凹上皮肠化生的分布的不同，因肠道内的环境和各种病态而呈现多样的形态，仅根据内镜表现的鉴别诊断也有很多困难，认为也有必要根据需要通过活检和内镜切除进行组织病理学评价。

结语

从白色化和胃小凹上皮模式的观点谈及十二指肠非肿瘤性病变的NBI联合放大内镜表现。考虑到各疾病的病态和病理学结构等，提示除常规观察外，在NBI联合放大观察中着眼于表层血管的有无和绒毛的外形，有可能在鉴别诊断黏膜病变上是有用的。期待今后进一步进行更多病例的研究。

参考文献

[1] Yoshimura N, Goda K, Tajiri H, et al. Endoscopic features of

nonampullary duodenal tumors with narrow-band imaging. Hepatogastroenterology 57:462-467, 2010.

[2] Kikuchi D, Hoteya S, Iizuka T, et al. Diagnostic algorithm of magnifying endoscopy with narrow band imaging for superficial non-ampullary duodenal epithelial tumors. Dig Endosc 26:16-22, 2014.

[3] Tsuji S, Doyama H, Tsuji K, et al. Preoperative endoscopic diagnosis of superficial non-ampullary duodenal epithelial tumors, including magnifying endoscopy. World J Gastroenterol 21:11832-11841, 2015.

[4] 蔵原晃一. 知っておきたい十二指腸病変. 胃と腸 53:1557-1561, 2018.

[5] 田中三千雄, 藤本誠, 小尾龍右, 他. 拡大観察と組織構造の関連―十二指腸・小腸. 胃と腸 42:557-562, 2007.

[6] Uedo N, Ishihara R, Iishi H, et al. A new method of diagnosing gastric intestinal metaplasia : narrow-band imaging with magnifying endoscopy. Endoscopy 38:819-824, 2006.

[7] 川崎啓祐, 小林広幸, 蔵原晃一, 他. 十二指腸NBI拡大観察とカプセル小腸内視鏡が有用であったWhipple病の1例. 胃と腸 46:311-319, 2011.

[8] 長末智寛, 蔵原晃一, 八板弘樹, 他. 電子顕微鏡所見とPCR法で確診したWhipple病の1例. 日消誌 113:1894-1900, 2016.

[9] 平野昭和, 平井郁仁, 高田康道, 他. 画像所見にて診断し経過観察をしえたWhipple病の1例. 胃と腸 51:1626-1634, 2016.

[10] 蔵原晃一, 川崎啓祐, 長末智寛, 他. Whipple病. 胃と腸 53:489-495, 2018.

[11] 八板弘樹, 蔵原晃一, 大城由美, 他. 炭酸ランタンによる十二指腸病変を経時的に観察し得た1例. 胃と腸 53:1666-1672, 2018.

[12] 平田敬, 蔵原晃一, 大城由美, 他. 十二指腸非乳頭部隆起性病変―腫瘍様病変. 胃と腸 53:1596-1606, 2018.

[13] 八尾建史, 上尾哲也, 遠城寺宗近, 他. 拡大内視鏡により視覚化される白色不透明物質. 胃と腸 51:711-726, 2016.

[14] 郷田憲一. 手技の解説―十二指腸病変の拡大内視鏡診断. Gastroenterol Endosc 57:2478-2488, 2015.

[15] 九嶋亮治. 十二指腸非乳頭部における腫瘍様病変と腫瘍の組織発生. 日消誌 115:160-167, 2018.

[16] 原田英, 蔵原晃一, 大城由美, 他. NBI併用拡大観察が有用であったBrunner腺由来の十二指腸癌の1例. 胃と腸 51:1617-1625, 2016.

[17] 菊池英純, 羽賀敏博, 三上達也, 他. 3年の経過にて胃腺窩上皮化生を呈した十二指腸Brunner腺過誤腫の1例. 胃と腸 53:255-257, 2018.

[18] Toba T, Inoshita N, Kaise M, et al. Clinicopathological features of superficial non-ampurally duodenal epithelial tumor ; gastric phenotype of histology correlates to higher malignant potency. J Gastroenterol 53:64-70, 2018.

[19] Hida R, Yamamoto H, Hirahashi M, et al. Duodenal Neoplasms of Gastric Phenotype ; An Immunohistochemical and Genetic Study with a Practical Approach to the Classification. Am J Surg Pathol 41:343-353, 2017.

[20] 落合康利, 飽本哲兵, 相良誠二, 他. 十二指腸表在性腫瘍に対する内視鏡治療の方針. 消内視鏡 27:1095-1102, 2015.

[21] Okada K, Fujisaki J, Kasuga A, et al. Sporadic nonampullary duodenal adenoma in the natural history of duodenal cancer : a study of follow-up surveillance. Am J Gastroenterol 106:357-364, 2011.

[22] Goda K, Kikuchi D, Yamamoto Y, et al. Endoscopic diagnosis of superficial non-ampullary duodenal epithelial tumors in Japan : Multicenter case series. Dig Endosc 26(Suppl 2):23-29, 2014.

[23] Nonaka S, Oda I, Tada K, et al. Clinical outcome of endoscopic resection for nonampullary duodenal tumors. Endoscopy 47:129-135, 2015.

[24] Kakushima N, Kanemoto H, Sasaki K, et al. Endoscopic and biopsy diagnoses of superficial, nonampullary, duodenal adenocarcinomas. World J Gastroenterol 21:5560-5567, 2015.

Summary

Diagnosis of Non-neoplastic Lesions Using Magnifying Endoscopy with Narrow Band Imaging

Takashi Hirata[1], Koichi Kurahara, Hiroki Yaita, Yumi Oshiro[2], Shohei Uraoka[1], Yuichiro Yoshida, Hiroshi Wachi, Hitomi Matsuba

In this study, we aimed to investigate the correlation between the findings of magnifying endoscopy with narrow band imaging and the histological findings of tumor-like lesions and diffuse duodenal lesions with white villi. The colors of diffuse duodenal lesions with white villi are determined by lymph flow stagnation and the presence of many foamy macrophages and lipid droplets in the lamina propria. In such cases, because microvasculature can be detected on the surface of the white villi, we concluded that magnifying endoscopy facilitates the differential diagnosis of diffuse duodenal lesions with white villi and WOS(white opaque substance) in intestinal-type adenoma. Although the endoscopic diagnosis of tumor-like lesions with islands of typical gastric area on the surface is comparatively easy, tumor-like lesions sometimes require a differential diagnosis with respect to other neoplastic tumors. Therefore, careful examination and analysis of correlations between endoscopic findings, such as microvasculature and the shape of villi, and histological findings may be useful for the endoscopic differential diagnosis of duodenal non-neoplastic lesions.

[1] Division of Gastroenterology, Matsuyama Red-cross Hospital, Matsuyama, Japan.

[2] Department of Pathology, Matsuyama Red-cross Hospital, Matsuyama, Japan.

关于十二指肠上皮性肿瘤的放大内镜的应用和临床处置

辻重继[1]
片柳和义[2]
车谷宏
凑宏
土山寿志[1]

摘要●尽管十二指肠上皮性肿瘤的早期发现病例在增加，但因其患病率低，尚未确立诊断标准和治疗方针，不仅是常规内镜检查，而且在术前活检中对腺瘤和黏膜内癌的鉴别诊断也很困难。近年来，由于 NBI 等图像增强观察和放大内镜的发展，其定性诊断的有用性已被报道，人们期待着今后不依赖活检的术前内镜诊断水平的提高。在十二指肠，由于进行活检容易引起黏膜下的纤维化，有时内镜治疗变得困难，因此应该避免轻易地进行术前活检。另外，有必要注意，由于活检引起的人为性变化，放大内镜表现有时也会被加以修饰。

关键词　浅表性非乳头部十二指肠上皮性肿瘤（SNADET）活检 NBI 联合放大内镜　十二指肠腺瘤　十二指肠癌

[1] 石川県立中央病院消化器内科
　　〒920-8530金沢市鞍月東2丁目1　E-mail : shigetsugu1909@yahoo.co.jp
[2] 同　病理診断科

前言

尽管十二指肠上皮性肿瘤的发生率与其他消化道部位相比低，但由于上消化道内镜检查（esophagogastroduodenoscopy，EGD）的普及、仪器设备开发的进步以及在内镜医生中认知度的提高，早期发现病例在增加。然而，由于该病发病率低，尚未确立标准的诊断和治疗方针，不仅是常规内镜检查（conventional white-light imaging，C-WLI），而且在术前活检中也很难对腺瘤和黏膜内癌进行鉴别诊断。因此，人们期待通过窄带成像（narrow band imaging，NBI）等图像增强观察（image-enhanced endoscopy，IEE）技术和放大内镜的发展使鉴别诊断有新的进展，近年来有报道其对定性诊断的有用性。

在本文中，包括笔者经治病例在内，就对浅表性非乳头部十二指肠上皮性肿瘤（superficial non-ampullary duodenal epithelial tumor，SNADET）的 NBI 联合放大内镜（magnifying endoscopy with NBI，M-NBI）的诊断进行解说。

术前活检的诊断能力及其影响

在十二指肠，通过活检进行腺瘤和黏膜内癌的鉴别是困难的，Goda 等在通过问卷调查所进行的日本多中心研究中报道，相对于术前活检诊断的正诊率为 68%，内镜诊断的正诊率为 75%，明显高于术前活检诊断。Kakushima 等也同样报道，内镜诊断的正诊率为 78%，而术前活检诊断的正诊率为 74%。另外，Kinoshita 等在报道通过术前活检的黏膜内癌的正诊率较低，为 71.6%，其中 24.6% 的病例在内镜治疗时的黏膜下局部注射后，发现提示黏膜下纤维化的所谓的 "non-lifting sign"。由于十二指肠肠壁薄，再加上还受胰液、胆汁直接暴露的影响，因此进行

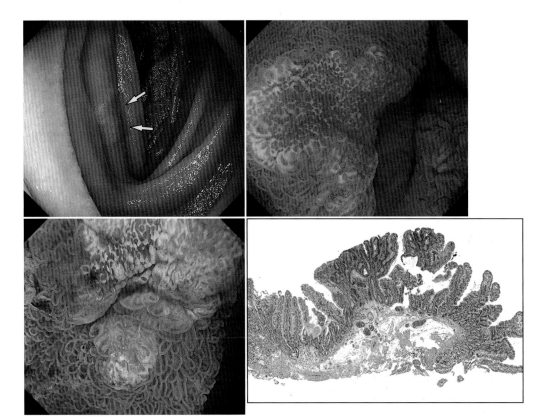

图1 放大内镜表现被干扰

a 常规内镜图像（未进行活检时）。在十二指肠降部发现一处 10 mm 大小、白色和浅红色混杂、具有浅凹陷面的扁平隆起型病变（黄色箭头所指）。

b NBI 联合放大图像（未进行活检时）。上皮下的微血管结构模式（MV pattern）由于黏膜白色不透明物质（WOS）而无法透视，判定为 absent MV pattern，将表面微细结构（MS pattern）用作诊断的指标。WOS 的形状均一，分布呈对称性，排列呈规则的迷宫状形态，判定为 regular MS pattern（regular WOS）。VS 分类系统为 absent MV pattern plus regular MS pattern with a DL（demarcation line），诊断为低度异型腺瘤。

c NBI 联合放大图像（进行活检后）。在同一病变进行活检约 1 个月后的 NBI 联合放大图像。上次发现的 WOS 规则性的迷宫状形态消失，活检瘢痕周围的 WOS 形态大小不同很明显，分布为不对称性，排列也变得不规则。NBI 联合放大内镜诊断变为了癌，但由于活检引起的人为性变化，放大内镜表现中被加入了修饰成分，正确的诊断变得困难。

d 组织病理图像。施行了内镜切除，为低度异型的管状腺瘤。

活检容易引起黏膜下的纤维化，之后的内镜治疗变得困难的可能性比其他脏器高。笔者等也报道了因先前的活检导致的纤维化的影响，在施行内镜黏膜下剥离术（endoscopic mucosal resection，EMR）时引起术中穿孔的病例，特别是对于平坦/凹陷型病变，应避免轻易地进行术前活检。

另外，笔者等在临床上还经历过，特别是因为活检而引起的人为性变化的十二指肠病变，由于放大内镜表现被干扰，因此正确的诊断变得困难（**图1**）。在对已经进行了活检的病变进行 M-NBI 表现的评价时，有必要注意，因进行了活检而表现被干扰，有可能做出过诊断（over diagnosis）。对于肿瘤和非肿瘤的鉴别，如果是肠型肿瘤的话比较容易，因此，如果是在内镜下诊断为肿瘤并可能通过内镜切除的病变，有必要考虑包括诊断性治疗在内的内镜切除。

内镜观察法

虽然在近端十二指肠具有胃型表型的癌较多，但其发生率较低，十二指肠肿瘤的大部分是存在于降部以远的小肠型上皮起源的肠型肿瘤。因此，在筛查中，最好尽可能进行直到降部以下的观察。关于肠型的腺瘤/黏膜内癌的发现，稻土等报道，吸收上皮细胞内的脂肪粒，即绒毛的白化是良好的指标；八尾等报道，白色不透明物质（white opaque substance，WOS）存在于包括十二指肠在内的、全消化道的上皮性病变中。在检查时，有必要着眼于局部白色化的黏膜面。

在笔者等所在的医院，在例行检查中也导入了M-NBI，在放大观察中采用了上消化道放大内镜GIF-H290Z（Olympus公司生产），在进行了C-WLI之后再施行M-NBI。在以最大倍率进行放大观察时，为了在观察对象和内镜前端之间保持一定的焦距，在前端安装了放大观察用black soft food（MAJ-1990）。结构增强功能在非放大观察时采用B模式等级4或6，在放大观察时采用B模式等级8和NBI彩色模式1。在最大倍率观察时，尽可能同时使用浸水观察，此时采用生理食盐水，设法防止黏液的分泌和硬化。

腺瘤/黏膜内癌的放大内镜诊断

据报道，在十二指肠，黏膜下浸润癌很少。并且与胃不同，缺乏背景黏膜的炎症性变化，而且隆起型病变较多，所以与大肠上皮性肿瘤一样，容易进行侧向进展范围诊断，因此M-NBI主要被用于腺瘤/黏膜内癌的鉴别。

在迄今为止的报道中，基于维也纳分类（revised Vienna classification）（修订版），根据组织病理学表现，大多将SNADET分为Group 3和Group 4进行研究，Group 3相当于低度异型腺瘤（low grade adenoma，LGA），Group 4.1相当于高度异型腺瘤（high grade adenoma，HGA），Group 4.2相当于黏膜内癌（non-invasive carcinoma）。据Yoshimura等报道，在M-NBI表现中，黏膜表现的模糊化（obscure mucosal pattern）和网状微血管（network microvascular pattern）在Group 4中出现频度明显高于Group 3。Kikuchi等在M-NBI表现方面提出了着眼于微细结构是由单一模式组成（monotype）的还是由多种模式组成（mixed type）的诊断标准，作为效度研究

（validation study）进行分析，当为混合型（mixed type）时，在Group 4以上的情况下正诊率为78.8%。Mizumoto等报道，通过将大肠肿瘤的广岛NBI放大观察表现分类用于十二指肠肿瘤的诊断，判断为C型的病变为Group 4的正诊率为87%，与结晶紫染色下放大观察的pit pattern分类是同等的结果，更加简便且有可能在短时间内诊断，是有用的。

关于根据M-NBI表现的癌/非癌的诊断体系，在笔者医院采用了Yao等提倡的VS分类系统（vessel plus surfaceclassification system，VSCS），将微血管结构（microvascular pattern，V）和表面微结构（micro-surface pattern，S）基于各自的解剖学指标进行诊断。如前面提到的一样，考虑到因活检而引起的人为性变化对放大内镜表现的干扰作用，笔者等报道，对2008年12月至2016年1月期间施行了未进行活检的M-NBI，并施行内镜切除的连续的SANDET 27个病变进行了关于VSCS的鉴别诊断能力的评价。其结果，采用VSCS的M-NBI的诊断能力分别为灵敏度100%、特异性78.9%、正确诊断率85.2%。在几乎所有的病变中存在黏膜白色不透明物质（WOS），见有V辨识困难的病例，尽管V表现在两组之间未见显著性差异，但关于S表现，与Group 3相比，在Group 4时被判断为不规则的病变明显增多，认为特别是WOS的形态学评价是重要的（图2~图5）。但是，由于是在单一临床机构以少数病例为对象的回顾性研究，而且还存在内镜诊断和病理学诊断不一致的病例，因此有必要进行进一步的研究。

结语

对于SNADET，C-WLI和术前活检的诊断精度不足，由于活检引起的黏膜下纤维化有时会导致内镜切除的损伤，因此认为今后包括M-NBI在内的放大IEE在临床上的重要性将进一步提高。另外，共聚焦内镜和超放大细胞内镜（endocytoscopy）的有效性也被报道，期待进一步研究显微内镜观察以有助于SNADET的鉴别。

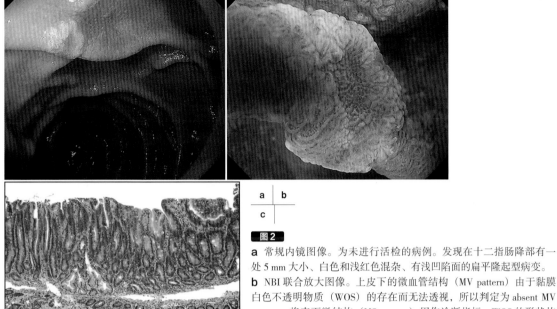

a	b
c	

图2

a 常规内镜图像。为未进行活检的病例。发现在十二指肠降部有一处 5 mm 大小、白色和浅红色混杂、有浅凹陷面的扁平隆起型病变。

b NBI 联合放大图像。上皮下的微血管结构（MV pattern）由于黏膜白色不透明物质（WOS）的存在而无法透视，所以判定为 absent MV pattern；将表面微结构（MS pattern）用作诊断指标。WOS 的形状均一，分布呈对称性，排列呈规则的迷宫状形态，判定为 regular MS pattern（regular WOS）。在凹陷部见有缝隙状的腺开口部。VS 分类系统为：absent MV pattern plus regular MS pattern with a DL，诊断为低度异型腺瘤。

c 组织病理图像。施行了内镜切除，为低度异型的管状腺瘤。

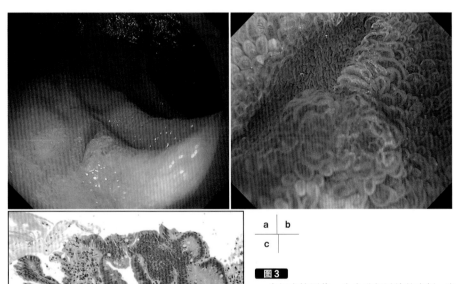

a	b
c	

图3

a 常规内镜图像。为未进行活检的病例。在十二指肠降部发现一处 8 mm 大小、浅红色的浅凹陷型病变，周围呈白色。

b NBI 联合放大图像。凹陷部的微血管结构（MV pattern），各个血管形态呈多边形，形成有规则的网络。表面微结构（MS pattern），从椭圆形到弧状的小凹边缘上皮有规律地排列。VS 分类系统为：regular MV pattern plus regular MS pattern with a DL，诊断为低度异型腺瘤。

c 组织病理图像。施行了内镜切除，为低度异型的管状腺瘤。

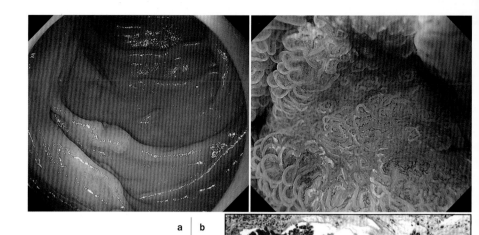

图4

a 常规内镜图像。为未进行活检的病例。在十二指肠降部发现一处 13 mm 大小、白色和浅红色混杂、扁平隆起具有凹陷型病变。

b NBI 联合放大图像。凹陷部的微血管结构（MV pattern）呈现为不规则的祥状微血管在上皮下形成不规则吻合的 irregular MV pattern。表面微结构（MS pattern）为从类圆形到椭圆形、弧形、多边形的富于形态多样性的小凹边缘上皮不规则性排列。另外，WOS 的形态为从点状到斑状，分布不对称，排列不规则，判定为 irregular MS pattern（irregular WOS）。VS 分类系统为：irregular mv pattern plus irregular ms pattern with a DL，诊断为高度异型腺瘤／黏膜内癌。

c 组织病理图像。施行了内镜切除，为高分化型管状腺癌。

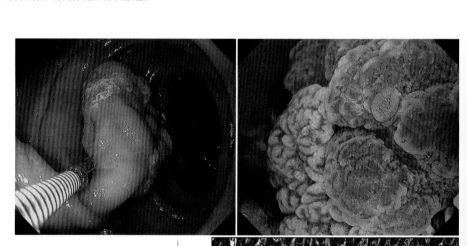

图5

a 常规内镜图像。为未进行活检的病例。在十二指肠降部发现一处 23 mm 大小、白色的有蒂性隆起型病变。

b NBI 联合放大图像。上皮下的微血管结构（MV pattern）由于黏膜白色不透明物质（WOS）而无法透视，判定为 absent MV pattern；将表面微结构（MS pattern）用作诊断的指标。WOS 的形状不均一，呈分布不对称、排列不规则的斑状形态，判定为 irregular MS pattern（irregular WOS）。VS 分类系统为：absent MV pattern plus irregular MS pattern with a DL，诊断为高度异型的管状腺瘤／黏膜内癌。

c 组织病理图像。施行了内镜切除，为高分化型管状腺癌。

关于病理学诊断也尚未有统一明确的标准，即使是同一个病变，也存在临床研究机构间病理学评价不同这样的问题。津山等提倡基于低度异型高分化型上皮性肿瘤的细胞表型表达的诊断流程，希望今后能够实现病理学诊断和处置的统一。

参考文献

[1] Goda K, Kikuchi D, Yamamoto Y, et al. Endoscopic diagnosis of superficial non-ampullary duodenal epithelial tumors in Japan : Multicenter case series. Dig Endosc 26:23–29, 2014.

[2] 稲土修嗣，前田宜延. 十二指腸上皮性腫瘍の臨床診断と治療—腺腫・癌. 胃と腸 46:1604–1617, 2011.

[3] Yoshimura N, Goda K, Tajiri H, et al. Endoscopic features of nonampullary duodenal tumors with narrow-band imaging. Hepatogastroenterology 57:462–467, 2010.

[4] Kikuchi D, Hoteya S, Iizuka T, et al. Diagnostic algorithm of magnifying endoscopy with narrow band imaging for superficial non-ampullary duodenal epithelial tumors. Dig Endosc 26:16–22, 2014.

[5] Tsuji S, Doyama H, Tsuji K, et al. Preoperative endoscopic diagnosis of superficial non-ampullary duodenal epithelial tumors, including magnifying endoscopy. World J Gastroenterol 21:11832–11841, 2015.

[6] 藤浪斗，稲土修嗣. 胃・十二指腸腫瘍の内視鏡診断. 胃と腸 50:629–639, 2015.

[7] 辻重継，土山寿志，辻国広，他. 生検未施行の十二指腸上皮性腫瘍に対するNBI併用拡大内視鏡の有用性. 胃と腸 51:1554–1565, 2016.

[8] 菊池大輔，布袋屋修，飯塚敏郎，他. 十二指腸上皮性腫瘍の内視鏡診断—NBI拡大内視鏡を用いた十二指腸非乳頭部腫瘍の診断. 胃と腸 51:1566–1574, 2016.

[9] 山本頼宣，堀内裕介，大前雅夫，他. 十二指腸腫瘍・癌の拡大観察診断. 臨消内科 32:1719–1725, 2017.

[10] Mizumoto T, Sanomura Y, Tanaka S, et al. Clinical usefulness of magnifying endoscopy for non-ampullary duodenal tumors. Endosc Int Open 5 : E297–302, 2017.

[11] Kakushima N, Kanemoto H, Sasaki K, et al. Endoscopic and biopsy diagnoses of superficial nonampullary duodenal adenocarcinomas. World J Gastroenterol 21:5560–5567, 2015.

[12] Kinoshita S, Nishizawa T, Ochiai Y, et al. Accuracy of biopsy for the preoperative diagnosis of superficial nonampullary duodenal adenocarcinoma. Gastrointest Endosc 86:329–332, 2017.

[13] 土山寿志，松永和大，川崎梓，他. 十二指腸非乳頭部腫瘍に対するEMR. 消内視鏡 28:1041–1047, 2016.

[14] 味岡洋一，渡辺英伸，成沢林太郎，他. 十二指腸の腫瘍・腫瘍様病変の病理. 胃と腸 28:627–638, 1993.

[15] 田邉寛，岩下明徳，原岡誠司，他. 十二指腸の腫瘍・腫瘍様病変の病理診断—腺腫と癌の診断基準と臨床病理学的特徴. 胃と腸 46:1587–1595, 2011.

[16] 稲土修嗣，藤浪斗，前田宜延. 十二指腸上皮性腫瘍の内視鏡的鑑別診断. 胃と腸 51:1543–1553, 2016.

[17] 八尾建史，上尾哲也，遠城寺宗近，他. 拡大内視鏡により視覚化される白色不透明物質. 胃と腸 51:711–726,

2016.

[18] 土山寿志，吉田尚弘，辻重継，他. 精密診断—量的診断（staging）：NBIを中心に. 消内視鏡 29:2170–2177, 2017.

[19] Yao K, Takaki Y, Matsui T, et al. Clinical application of magnification endoscopy and narrow-band imaging in the upper gastrointestinal tract : new imaging techniques for detecting and characterizing gastrointestinal neoplasia. Gastrointest Endosc Clin N Am 18:415–433, 2008.

[20] Yao K, Anagnostopoulos GK, Ragunath K. Magnifying endoscopy for diagnosing and delineating early gastric cancer. Endoscopy 41:462–467, 2009.

[21] Nonaka K, Ohata K, Ichihara S, et al. Development of a new classification for in vivo diagnosis of duodenal epithelial tumors with confocal laser endomicroscopy : A pilot study. Dig Endosc 28:186–193, 2016.

[22] Miyamoto S, Kudo T, Abiko S, et al. Endocytoscopy of superficial nonampullary duodenal epithelial tumor : two cases of tubular adenocarcinoma and adenoma. Am J Gastroenterol 112:1638, 2017.

[23] 津山翔，八尾隆史. 十二指腸上皮性非乳頭部腫瘍の臨床病理と分子生物学を巡って—臨床病理概論. 臨消内科 33:1217–1224, 2018.

Summary

Magnifying Endoscopy with Narrow-band Imaging for Superficial Non-ampullary Duodenal Epithelial Tumors

Shigetsugu Tsuji[1], Kazuyoshi Katayanagi[2], Hiroshi Kurumaya, Hiroshi Minato, Hisashi Doyama[1]

Recent advancements in the endoscopic technology might increase the odds of detecting SNADET（superficial non-ampullary duodenal epithelial tumor）lesions. However, owing to the rarity of SNADET, endoscopic findings in SNADET have not yet been established. The accuracy of the duodenal biopsy sampling is relatively low, and a biopsy might cause inadvertent submucosal fibrosis and further complicate ER（endoscopic resection）. In addition, magnifying endoscopy with narrow-band imaging findings was possibly influenced by the biopsy procedure itself. Consequently, it is imperative to perform a biopsy while causing a minimal amount of damage. Hence, an endoscopy-based diagnosis is preferable for SNADETs that are likely to undergo ER. Newer endoscopic techniques, including magnifying endoscopy, could guide these diagnostics ; however, their additional advantages remain unclear, necessitating further investigation to elucidate these issues.

[1] Department of Gastroenterology, Ishikawa Prefectural Central Hospital, Kanazawa, Japan.

[2] Department of Diagnostic Pathology, Ishikawa Prefectural Central Hospital, Kanazawa, Japan.

幽门螺杆菌未感染者胃底腺黏膜多发低度异型胃腺癌（小凹上皮型）和小凹上皮型增生性息肉1例

福山 知香[1]

柴垣 广太郎

三上 博信

泉 大辅

山下 诏嗣

三代 刚

大嶋 直树

石村 典久

佐藤 秀一

石原 俊二

長瀬 真实子[2]

荒木 亚寿香

石川 典由

丸山 理留敬

九嶋 亮治[3]

木下 芳一[1]

摘要●患者为幽门螺杆菌未感染的30多岁男性。在内镜检查中，发现在胃体部有3个3 mm大小的表面颗粒状小隆起，施行了内镜切除。2个病变为鲜红色，呈树莓样外观，在NBI放大图像中见有异常血管增生的绒毛样结构。在组织病理学上诊断为MUC5AC阳性的具有完全胃型黏液表型的低度异型胃腺癌（小凹上皮型），认为是在欧美被记述为小凹型腺瘤/异型增生（foveolar-type adenoma/dysplasia）的组织型。最后1个病变呈淡红色，在NBI放大图像中见有血管辨识性低的脑回状结构，组织学表现为小凹上皮型增生性息肉。幽门螺杆菌未感染胃癌被认为占所有胃癌的1%以下，笔者等经治了14例20个低度异型胃腺癌（小凹上皮型）病变，占所有胃癌病例的6.6%（14/212），内镜表现与已报道的小凹型腺瘤/异型增生完全不同。

关键词　胃腺癌　胃癌黏液表型　小凹上皮型　幽门螺杆菌未感染胃癌

早期胃癌研究会症例（2017年12月度）
[1] 島根大学医学部附属病院消化器内科　〒693-8501出雲市塩治町89-1
　　E-mail : kotaro@med.shimane-u.ac.jp
[2] 同　器官病理学, 病理部
[3] 滋賀医科大学临床检查医学讲座（附属病院病理诊断科）

前言

近年来，随着幽门螺杆菌（*Helicobacter pylori*）感染率的降低，幽门螺杆菌未感染胃癌在增加。据报道，幽门螺杆菌未感染胃癌在日本占胃癌的1%以下，其中多数为印戒细胞癌。此次，笔者等经治了1例在幽门螺杆菌未感染者的胃底腺黏膜并发多发性低度异型胃腺癌（小凹上皮型）和小凹上皮型增生性息肉的病例。低度异型胃腺癌（小凹上皮型）在欧美被记载为小凹型腺瘤/异型增生（foveolar-type adenoma/dysplasia），是发生于幽门螺杆菌未感染胃黏膜的组织型。在本病例中，肿瘤呈树莓样外观，酷似于发生在幽门螺杆菌感染胃的增生性息肉，与已报道的内镜表现有很大不同。笔者等经治了14例20个这种肿瘤的病变，占同期切除的所有胃癌病例的6.6%（14/212）。这与已报道的幽门螺杆菌未感染胃癌的发现率相比明显偏高，被认为是迄今为止一直被忽略的肿瘤。在详细研究本病例的同时，对笔者等经治过的多数病例进行分析，并结合文献的分析进行报道。

病例

患者：30多岁，男性。

主诉：无。

家族史：无特别记录事项。

既往史：1年前被诊断为大肠型克罗恩病（Crohn病），内服美沙拉嗪－丁酸菌制剂。

现病史：在以筛查为目的的上消化道内镜检查（esophagogastroduodenoscopy，EGD）中发现了胃病变。

症状：无应特别记载的症状表现。

血液生化检查：无应特别记录的异常。空腹血清胃泌素：79 pg/mL（正常范围37～172），血清幽门螺杆菌IgG抗体<3 U/mL，尿素呼气试验<2.5‰。

EGD表现（**图1**）在背景胃黏膜上未见萎缩和炎症，认为幽门螺杆菌阴性。在胃体中部发现了3个约3 mm大小的亚蒂性隆起（**图1a**）。在白光观察中，前壁侧的2个病变（①肛侧、②口侧）为鲜红色、表面颗粒状，呈树莓样外观（**图1b**）。虽然酷似于在幽门螺杆菌感染胃可见的增生性息肉，但与无萎缩的胃底腺黏膜之间边界清楚，考虑上皮性肿瘤的可能性。病变③虽呈与周围黏膜同样的颜色，但呈现类似于病变①②的表面性状的、边界清晰的小隆起，需考虑同为上皮性肿瘤的可能（**图1c**）。

在窄带成像（narrow band imaging，NBI）放大观察中，病变①（**图1d**）及病变②（**图1e**）大小不同，呈形态不均一的绒毛样结构，在窝间部伴有口径不同和走行不规则的异常血管增生，高度怀疑为分化型癌。病变③呈不规则的、贫乏的脑回状结构，窝间部的血管辨识困难，在白色区域（white zone）见有一定厚度，怀疑为增生性变化（**图1f**）。在醋酸增强NBI放大观察中，病变①（**图1g**）及病变②（**图1h**）的表面结构均变得清晰，大小不同、形态不均一的绒毛样结构清晰可见。

病变①②在1年前的内镜检查中也被发现，

在此次的内镜检查中，在大小、形态上几乎未见变化，但根据内镜表现怀疑为高分化型胃癌。病变③在NBI放大观察中缺乏癌的特征性表现，怀疑为增生性变化，但由于与病变①②在结构上有类似性，因此将3个病变全部施行了内镜切除。

组织病理学表现（**图2**）展示病变①的组织病理学表现。肿瘤腺管呈乳头状或管状增生，呈不规则分枝、延长，但未发现向间质和脉管的浸润（**图2a**）。肿瘤细胞具有嗜酸性细胞质，细胞密度高，核呈类圆形或多边形，并有极性紊乱（**图2b**）。背景胃底腺黏膜无萎缩、肠上皮化生、幽门螺杆菌感染和炎性细胞浸润等改变，肿瘤深部的胃底腺轻度扩张，在肿瘤基部见有小凹上皮的增生，与肿瘤腺管之间形成了明显的界限（front）（**图2c**）。Ki-67除肿瘤的表层外，均弥漫性过表达（**图2d**）。肿瘤细胞为MUC5AC阳性（**图2e**），MUC6（**图2f**）、MUC2、CD10、pepsinogen-1、H$^+$/K$^+$-ATPase均为阴性。根据以上结果，诊断为发生于幽门螺杆菌未感染胃底腺黏膜的低度异型胃腺癌（小凹上皮型）。p53仅散发性表达，考虑为TP53野生型（wide type）。病变②与病变①同样被诊断为低度异型胃腺癌（小凹上皮型），被认为是同时多发性病变。病变③为小凹上皮型增生性息肉（**图3**）。

最终诊断，病变①和②为多发性低度异型胃腺癌（小凹上皮型）。病变①为M，type 0-I，3 mm×3 mm，pT1a（M），tub1，pUL0，Ly0，V0，pHM0，pVM0；病变②为M，type 0-I，3 mm×3 mm，pT1a（M），tub1，pUL0，Ly0，V0，pHM0，pVM0；病变③为小凹上皮增生性息肉。

讨论

本病变为具有完全胃型黏液表型的低度异型胃腺癌，基本上只表达MUC5AC，被诊断为小凹上皮型。在日本国以外，显示同样的组织学表现的非浸润性肿瘤被报道为小凹型腺瘤/异型增生。在WHO分类（2010）中为低度/高度上皮内增生（low/high grade intraepithelial dysplasia），在

a	b
c	d
e	f
g	h

图1 EGD 表现

a 白光观察图像。在胃体部发现 3 个小隆起（病变①~③）。背景黏膜未见萎缩。

b 白光观察图像。前壁侧的 2 个病变（病变①②）为鲜红色、表面颗粒状的亚蒂性隆起，呈树莓样外观，酷似于在幽门螺杆菌感染胃内发生的增生性息肉。

c 白光观察图像。胃大弯侧的病变③为粗大颗粒状的亚蒂性隆起，颜色呈浅红色。

d 病变①的 NBI 放大图像。在形态不均一的绒毛样结构内见有异常血管的增生。与幽门螺杆菌相关增生性息肉相比，给人一种腺结构更坚实的印象。

e 病变②的 NBI 放大图像。呈现出与病变①相同的表现，发现白区变薄。

f 病变③的 NBI 放大图像。呈粗大的脑回状结构，白区厚，血管辨识困难。

g 病变①的醋酸增强 NBI 放大图像。大小不同、形态不均一的绒毛样结构变得清晰。见有在幽门螺杆菌相关增生性息肉看不到的微绒毛样结构。

h 病变②的醋酸增强 NBI 放大图像。与病变①相同，见有大小不同、形态不均一的绒毛样结构。

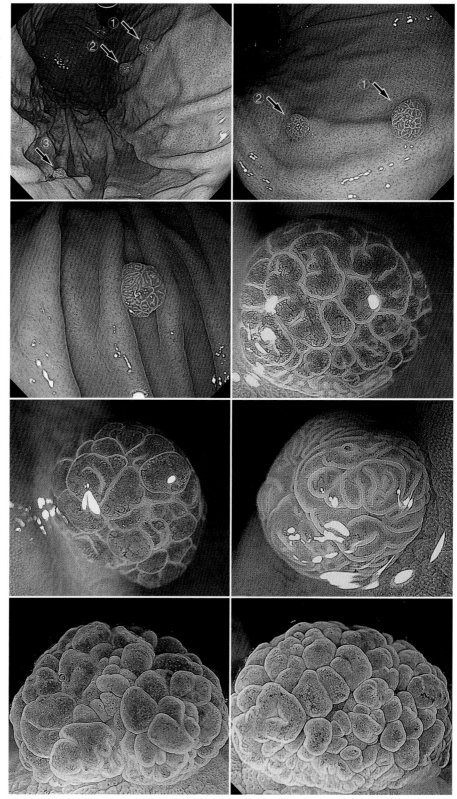

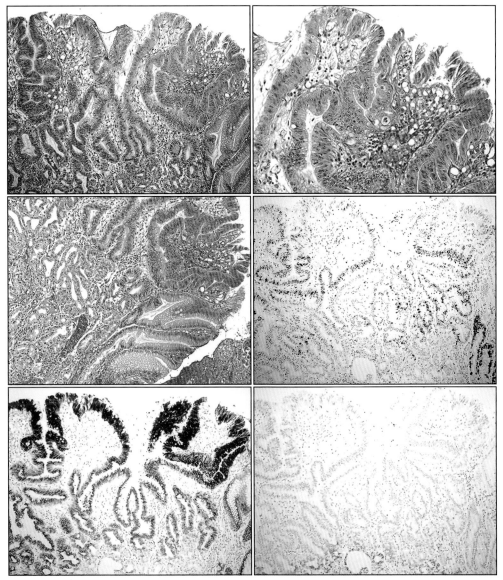

a	b
c	d
e	f

图2 病变①的组织病理图像

a 肿瘤腺管呈乳头状或管状增生，虽然不规则地分枝、伸长，但未发现向间质和脉管的浸润。

b 肿瘤细胞的细胞密度高，见有嗜酸性细胞质和极性紊乱的类圆形或多边形的核。

c 在肿瘤深部见有轻度扩张的无萎缩的胃底腺，在肿瘤基部见有小凹上皮的增生，与肿瘤腺管之间形成明显的边界。

d Ki-67除肿瘤表层外，弥漫性过表达。

e MUC5AC染色像。

f MUC6染色像。

Padova/Vienna分类中为非创伤性低度/高度肿瘤（non-invasive low/high-grade neoplasia），但在日本多被诊断为高分化型腺癌。小凹型腺瘤/异型增生是发生于幽门螺杆菌未感染者的无萎缩胃底腺黏膜的罕见肿瘤，被描述为褪色或同色的平坦或凹陷型病变。但是，本病例的2个病变都是呈明显发红的树莓样外观的隆起型病变，肉眼表现与小凹型腺瘤/异型增生完全不同（**表1**）。

在本病例中，低度异型胃腺癌（小凹上皮型）和小凹上皮型增生性息肉并存，在白光观察中虽然乍一看呈类似的内镜表现，但在①颜色、②表面结构、③白区（white zone）、④窝间部的血管辨识性这4点上见有差异。癌在白光观察中明显发红，在NBI放大观察中呈形态不均一的绒毛膜状结构，白区较薄，在窝间部可辨识高密度的异常血管。另外，增生性息肉在白光观察中颜色较淡，在NBI放大观察中呈现缺乏异型的脑回状结构，白区较厚，窝间部的血管难以辨识。从组织病理学上看，在癌中见有核的极性紊乱，在细胞内几乎未见胞浆。在增生性息肉中，核偏于基底层，细胞内富含胞浆。这影响到在小凹边缘、窝间部上皮的照射光的反射，有可能在颜色、白区、血管辨识性等方面产生差异。

在笔者医院，2016年2月—2017年11月经治了14例20个低度异型胃腺癌（小凹上皮型）病变，占内镜或外科切除的所有胃癌病例的6.6%（14/212）。其临床病理学特征如表2所示。全部病例为幽门螺杆菌未感染（无幽门螺杆菌除菌史，抗幽门螺杆菌IgG<3 U/mL，尿素呼气试验<2.5‰，内镜下无胃黏膜萎缩，组织学上无萎缩、肠上皮化生、幽门螺杆菌感染和炎性细胞浸润）。年龄中位数（范围）为54（39～78）岁，男女比例为9:5，所有病例均未发现有胃癌家族史。病变全部发生于胃底腺区域，多为胃大弯侧。病变大小的中值（范围）为3（1～5）mm，均较小；28.6%（4/14）为同时多发病例。在白光观察中，95.0%（19/20）的病变明显发红，全部作为表面颗粒状的隆起型病变被识别，呈树莓样外观，乍一看与幽门螺杆菌感染胃的增生性息肉极为相似。在NBI放大观察中，在所有病例中均见有形态不均一的绒毛膜样结构，95.0%（19/20）的病变在窝间部异常血管增生，与背景黏膜之间边界清晰，显示出胃癌的特征。组织病理学表现为管状或乳头状增生的低度异型腺癌，呈MUC5AC阳性的完全胃型黏液表型，为无间质/脉管浸润的上皮内肿瘤，但显示出Ki-67 labeling index中值（范围）为69.9%（28.4%～92.1%）的高值。p53仅散发性表达，被认为是野生型。血清胃泌素中值（范围）为89（52～330）pg/mL，除1例内服

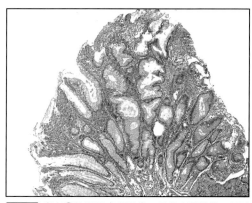

图3 病变③的组织病理图像。虽然表层脱落，但可见小凹上皮的增生。核偏于基底层，细胞内有丰富的黏液

质子泵抑制剂者外均正常。

据报道，在日本，幽门螺杆菌未感染胃癌占胃癌的0.42%～0.66%，其中多数为印戒细胞癌。过去没有报道呈现出树莓样外观的低度异型胃腺癌（小凹上皮型），此次的发现率与已报道的幽门螺杆菌未感染胃癌相比明显偏高，认为是迄今为止作为非肿瘤而被忽略的缘故。一般认为其理由是，本肿瘤酷似于小的增生性息肉，约30%为多发性，发生于胃癌低风险的幽门螺杆菌未感染黏膜，内镜医生容易看作是非肿瘤而作为随访观察的对象。实际上，有5例患者，从1年多以前开始以增生性息肉的诊断被随访观察，全部都是显示不变或缓慢增大。另外，有人指出，即使进行活检，在小凹型腺瘤/异型增生和再生异型的鉴别上，可能需要病理医生的经验，这也被认为是使本肿瘤难以被发现的原因之一。本肿瘤有可能是在幽门螺杆菌未感染胃癌中最多的组织型，认为今后有必要进行多中心协作研究。

关于幽门螺杆菌未感染胃癌的发生机制，除了与是否感染幽门螺杆菌无关而发生的家族性胃癌（CDH1基因突变）以外，其他尚不清楚。在本病例中虽然在肿瘤深部见有轻度的胃底腺扩张，但在其他的病例中均为无深部胃底腺扩张或只有轻微的深部胃底腺扩张，全部病例在表层均未见非肿瘤上皮的残存，因此认为可以否定是从

表1 小凹型腺瘤／异型增生：已有报道和本次肿瘤之间的差异

	已报道的小凹型腺瘤／异型增生	本次的小凹型腺瘤／异型增生	
颜色	褪色～同色	发红	
肉眼形态	平坦～凹陷	隆起	树莓样形状
背景黏膜	无炎症及无萎缩的正常黏膜		
黏液表型	胃型（MUC5AC 优势）		

表2 低度异型胃腺癌（小凹上皮型）14 例 20 个病变的临床病理学特征

临床背景资料（n=14）		胃黏膜萎缩	
年龄（范围）	54（39～78）岁	C-0	13
性别（男：女）	9：5	C-1	1
胃癌家族史	无	形态	隆起，表面颗粒状
基础疾病		颜色	
高血压	3	鲜红色	19
高脂血症	3	浅红色	1
过敏性疾病	3	NBI 放大内镜表现	
内服药		结构	绒毛样
HMG-CoA 还原酶抑制剂（他汀类）	3	血管	
ARB	2	异常血管结构内增生	19
血清胃泌素	89（52～330）pg/ml	不清楚	1
幽门螺杆菌感染	未感染	组织病理学表现（n=20）	
内镜表现（n=20）		组织形态	管状或乳头状
发生部位（U：M：L）	7：13：0	深达度	上皮内
大小（范围）	3（1～5）mm	黏膜表型	纯胃型（MUC5AC）
发生形式（n=14）		Ki-67 标记指数	66.9%（28.4%～92.1%）
单发	10	p53 染色	散发模式
多发	4		

年龄、血清胃泌素、大小、Ki-67 标记指数以中值（范围）表示。
基础疾病／内服药：表示 2 名以上患病／内服的疾病／药剂和其人数。
胃黏膜萎缩以木村－竹本分型表示。
ARB：angiotensin Ⅱ receptor blocker，血管紧张素Ⅱ受体阻断剂；U：upper stomach，胃上部；M：middle stomach，胃中部；L：lower stomach，胃下部。

胃底腺息肉增殖带发生的肿瘤。另外，笔者等经治的 14 例低度异型胃腺癌（小凹上皮型）病例均为无胃癌家族史的幽门螺杆菌未感染者，未见 p53 过表达和血清胃泌素异常。由以上结果，可以否定通常的幽门螺杆菌相关性胃癌那样的多阶段致癌和遗传因素、高胃泌素血症等的参与，考虑有可能是由于散发性的体细胞突变引起的肿瘤发生。目前，正在通过外显子解析技术进行次肿瘤的致病基因的分析。

结语

在幽门螺杆菌未感染胃黏膜上发现树莓样病变时，有必要考虑低度异型胃腺癌（小凹上皮型）的可能性。

参考文献

[1] Matsuo T, Ito M, Takata S, et al. Low prevalence of *Helicobacter pylori*-negative gastric cancer among Japanese. Helicobacter 16:415–419, 2001.

[2] Ono S, Kato M, Suzuki M, et al. Frequency of *Helicobacter pylori*-negative gastric cancer and gastric mucosal atrophy in a Japanese endoscopic submucosal dissection series including histological, endoscopic and serological Atrophy. Digestion 86:59–65, 2012.

[3] Kiso M, Yoshihara M, Ito M, et al. Characteristics of gastric cancer in negative test of serum anti-*Helicobacter pylori* antibody and pepsinogen test : a multicenter study. Gastric Cancer 20:764–771, 2017.

[4] Amy EN (ed). Fenoglio-Preiser's Gastrointestinal Pathology. 4th. Wolters Kluwer. 2017.

[5] Park DY, Srivastava A, Kim GH, et al. Adenomatous and foveolar gastric dysplasia : distinct patterns of mucin expression and background intestinal metaplasia. Am J Surg Pathol 32:524–533, 2008.

[6] Bosman FT, Carneiro F, Hruban RH, et al. WHO classification of tumors of the digestive system. 4th ed. Lyon : IARC ; 2010.

[7] Rugge M, Correa P, Dixon MF, et al. Gastric dysplasia : the Padova international classification. Am J Surg Pathol 24:167–176, 2000.

[8] Schlemper RJ, Riddell RH, Kato Y, et al. The Vienna classification of gastrointestinal epithelial neoplasia. Gut 47:251–255, 2000.

[9] Sekine S, Yoshida H, Jansen M, et al. The Japanese viewpoint on the histopathology of early gastric cancer. Adv Exp Med Biol 908:331–346, 2016.

[10] Eozoe Y, Muto M, Uedo N, et al. Magnifying narrow band imaging is more accurate than conventional white-light imaging in diagnosis of gastric mucosal cancer. Gastroenterology 141:2017–2025, 2011.

[11] Serra S, Ali R, Bateman AC, et al. Gastric foveolar dysplasia : a survey of reporting habits and diagnostic criteria. Pathology 49:391–396, 2017.

[12] Hansford S, Kaurah P, Li-Chang H, et al. Hereditary diffuse gastric cancer syndrome : CDH1 mutations and beyond.

临床概评

平泽 大 仙台厚生医院消化内科

该文为近年来受关注的具有胃型黏液表型小凹上皮型胃癌的病例报告。呈现特征性的发红的树莓样的形态。类似于在幽门螺杆菌（*Helicobacter pylori*）感染胃黏膜上可见的有蒂的增生性息肉，在内镜下有可能被认为是良性病变。但是，发生于幽门螺杆菌未感染胃黏膜这一点和病理组织学上为肿瘤性病变这一点是根本性不同的。

一般情况下，发红的有蒂性增生性息肉发生于萎缩黏膜。尽管发生率低，但有时像该病例这样也发生于幽门螺杆菌未感染胃黏膜。有必要鉴别存在于这样的背景黏膜的小凹上皮型癌和增生性息肉。两种病变在白光的常规内镜下仅能辨识极微小的差别。另外，根据这次的报道，作为在NBI放大观察下的鉴别要点，列举出小凹边缘上皮（white zone）的宽度和窝间部的血管透见的差异。

内镜表现方面，由于因各个光源和内镜探头的差异、患者的胃内环境的不同而看到的病变因人而异，即使是相同的病变，也产生微妙的表现差异。由于在幽门螺杆菌未感染胃的背景黏膜上产生的小凹上皮型的癌和增生也有胃内环境和机器等的不同，所以难以严密地分析其差异。但是，该病例的神奇之处是在相同的个体、用相同的机器可以观察各个病变的非常罕见的病例。通过可以在完全相同的条件下观察，刚刚列举的表现（white zone 和血管透见的差异）不同变得明确。笔者认为这些表现对于今后大概会被发现的相同病变的鉴别非常有用。

关于胃型的小凹上皮型癌的报道还很少见。笔者等虽然列举出了此前未能发现相同病变的可能性，但也不能否定近年在增加的可能性。为了证明这些，今后有必要进一步积累病例，首先重要的是发现病变。希望通过该报道，读者能认识到胃型小凹上皮型癌的特征（发生于幽门螺杆菌未感染胃的、小于5 mm的树莓样隆起型病变，有时多发），有助于类似病变的发现和鉴别。

JAMA Oncol 1:23–32, 2015.

[13]Hongo M, Fujimoto K ; Gastric Polyps Study Group. Incidence and risk factor of fundic gland polyp and hyper-plastic polyp in long–term proton pump inhibitor therapy : a prospective study in Japan. J Gastroenterol 45:618–624, 2010.

[14]Kimura K, Takemoto T. An endoscopic recognition of atrophic border and significance in chronic gastritis. Endoscopy 1: 87–97, 1969.

Summary

Multiple Foveolar-type Adenomas and a Foveolar Hyperplasia in a Patient Not Infected with *Helicobacter pylori*, Report of a Case

Chika Fukuyama[1], Kotaro Shibagaki,
Hironobu Mikami, Daisuke Izumi,
Noritsugu Yamashita, Tsuyoshi Mishiro,
Naoki Oshima, Norihisa Ishimura,
Shuichi Sato, Shunji Ishihara,
Mamiko Nagase[2], Asuka Araki,
Noriyoshi Ishikawa, Riruke Maruyama,
Ryoji Kushima[3], Yoshikazu Kinoshita[1]

A male patient in his thirties was examined by upper endoscopic screening. Three small protruding lesions were identified in the middle stomach. WLE (white-light endoscopy) revealed two lesions with a bright red fine granular surface and raspberry-like ap-pearance. NBIME (narrow-band imaging with magnification en-doscopy) showed a heterogenous villous microstructure with irreg-ular capillaries. These two lesions were endoscopically resected and histologically diagnosed as foveolar-type adenomas [adenocarci-noma in JCGC (the Japanese classification of gastric carcinoma)]. The remaining one lesion was light red according to WLE and dis-played a gyrus-like regular microstructure with invisible capillaries in NBIME. It was also endoscopically resected on suspecting neo-plasia ; however, it was histologically diagnosed as foveolar hyper-plasia. The patient was diagnosed as not having any current or pre-vious infection of *H. pylori* (*Helicobacter pylori*) based on eradica-tion history, *H. pylori* serum IgG antibody levels, urea breath test, and endoscopic and histological findings.

Foveolar-type adenoma is a rare tumor that occurs in individuals without *H. pylori* infection and is diagnosed as adenocarcinoma in JCGC. Gastric cancer in individuals not infected with *H. pylori* re-portedly accounts for < 1% of all gastric cancers. However, we have identified 14 patients with foveolar-type adenoma (adenocar-cinoma in JCGC), which accounts for 6.6% (14/212) of all gas-tric cancer patients in our institution. The macroscopic findings of the tumors in this series were different from those of traditional fo-veolar-type adenomas reported in literature.

[1]Department of Gastroenterology, Faculty of Medicine, Shimane University, Izumo, Japan.
[2]Department of Pathology, Faculty of Medicine, Shimane University, Izumo, Japan.
[3]Department of Clinical Laboratory Medicine and Diagnostic Pathology, Shiga University of Medical Science, Otsu, Japan.

亮蓝嵴阳性的小肠型低度异型分化型胃癌（狭义的横向扩展型胃癌）1例

本田 秀穂[1]

上尾 哲也

米增 博俊[2]

福田 昌英[3]

渊野 贵文[1]

高桥 晴彦

都甲 和美

胜田 真琴

木本 乔博

安部 雄治

井上 翔太郎

和田 藏人

九嶋 亮治[3]

村上 和成[4]

摘要●患者50多岁，男性。在EGD检查中，在胃体下部后壁发现一处10 mm大小、发红的平坦病变，在活检中怀疑为胃癌。在NBI联合放大观察中，在肿瘤部通过明显的亮蓝嵴（light blue crest，LBC）确认了与背景黏膜的边界，显示轻度不规则的表面微细结构以及微血管结构，被认为是相当于小肠型低度异型分化型胃癌的表现，因此施行了ESD。切除标本结果为：11 mm×7 mm，tub2，pT1a（M）的小肠型低度异型分化型胃癌（狭义的横向扩展型胃癌）。一般认为，通过NBI联合放大观察，可以捕捉到小肠型低度异型分化型胃癌（狭义的横向扩展型胃癌）的特征。

关键词　低度异型分化型胃癌　亮蓝嵴（light blue crest，LBC）横向扩展型胃癌　放大内镜　小肠型表型

[1] 大分赤十字病院消化器内科　〒870-0033大分市千代町3丁目2-37
　　E-mail：h-honda@oita-u.ac.jp
[2] 同　病理诊断科
[3] 滋贺医科大学临床检查医学讲座（附属病院病理诊断科）
[4] 大分大学医学部附属病院消化器内科学讲座

前言

被称为低度异型癌和超高分化腺癌的癌是接近于正常上皮、增生性上皮和化生上皮的分化，或者是难以与腺瘤相鉴别的癌，随着病理诊断和内镜诊断的进步，近年来逐渐被广泛认识。尽管把这些作为同义词来使用，但九嶋等提倡统一称为"低度异型分化型癌"。人们知道，通过低度异型分化型胃癌在临床上很难判断肿瘤的存在和肿瘤边界，在病理学上也存在很难与腺瘤和非肿瘤性上皮进行相鉴别的病变。另外，根据其组织结构和黏液表型，显示出多种多样的放大内镜表现，通过窄带成像（narrow band imaging，NBI）联合放大观察在很多情况下也很难进行表型诊断。因为笔者等经治了1例认为是通过NBI联合放大观察能够捕捉到小肠型低度异型分化型胃癌（狭义的横向扩展型胃癌）特征的病例，故本次加以报道。

病例

患者：50多岁，男性。

主诉：无。

既往史：患有睡眠呼吸暂停综合征，夜间持续性正压呼吸疗法。

家族史：无。

嗜好：吸烟，20根/日，30年。饮酒，白酒200～300 mL/日。

现病史：201X年6月下旬，在体检中进行了上消化道内镜检查（esophagogastroduodenoscopy，EGD），指出在胃体下部后壁有发红的平坦病变。

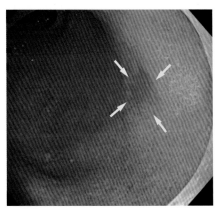

图 1 白光观察图像。在胃体下部后壁发现一处 10 mm 大小、发红的平坦病变（黄色箭头所指）

在活检中被诊断为腺癌，Group 5，为了进一步详细检查和治疗被介绍到笔者科室就诊。

住院时一般检查：身高 174 cm，体重 77.5 kg，体温 36.4℃，血压 142/92 mmHg，脉搏 60 次/min。无眼睑结膜苍白。呼吸音、心音无异常。胸部无异常表现。腹部平坦、软，无压痛。

血液检查结果：血清抗幽门螺杆菌（*Helicobacter pylori*）抗体阳性（30.9 U/mL）。血液生化、肿瘤标志物未见异常。

EGD 表现　白光观察下发现在胃体下部后壁有一处 10 mm 大小、发红的平坦病变（**图 1**）。在 NBI 联合低倍放大像中观察到，病变部显示出褐色的区域性（**图 2a**）。在 NBI 联合高倍放大图像中观察到，肿瘤部在略粗大而轻度不规则、大小不同的弧状小凹边缘上皮上可见明显的亮蓝嵴（light blue crest，LBC），在内部见有伴轻度不规则的螺旋状或开放性袢状血管（**图 2b**）。在肿瘤部周围的背景黏膜的弧状小凹边缘上皮上 LBC 不明显（**图 2c**）。根据肿瘤部和背景黏膜的 LBC 表现的不同，认为肿瘤边界清晰（**图 2a, d**）。肿瘤部根据 VS 分类诊断为伴有分界线的轻度不规则微血管结构和轻度不规则表面微细结构［slightly irregular microvascular（MV）pattern plus slightly irregular microsurface（MS）pattern with demarcation line］。与通常的分化型癌不同，认为

肿瘤部的 LBC 明显，显示轻度不规则的表面微细结构以及微血管结构的表现是相当于小肠型低度异型分化型胃癌的 NBI 表现。

腹部 CT 表现　未见淋巴结转移及远处转移的表现。

根据以上结果，怀疑为低度异型分化型胃癌（cT1a，N0，M0，Stage 1A），采用内镜黏膜下剥离术（endoscopic submucosal dissection，ESD）进行整块切除。肿瘤直径为 11 mm × 7 mm。

组织病理学表现　肿瘤部细胞异型性弱，见有显示不规则分支/融合的肿瘤腺管（所谓的手牵手型/横向扩展型腺管）以黏膜中层为中心横向爬行样进展的表现（**图 3**）。这些缺乏细胞异型的腺管由类似于完全型肠上皮化生的细胞构成，在一部分还发现混有潘氏细胞（Paneth 细胞）（**图 3**）。

在免疫组织化学研究中，为 CD10 阳性（**图 4a**）、MUC2 阳性（**图 4b**）、MUC5AC 阴性（**图 4c**）、MUC6 阴性（**图 4d**），显示小肠型的表型表达。发现作为细胞增殖标志物的 Ki-67 阳性细胞在肿瘤腺管深部局部存在（**图 5**）。

最终病理诊断为 0–Ⅱb，11 mm × 7 mm，中度分化管状腺癌（tub2），pT1a（M），pUL0，Ly0，V0，pHM0，pVM0，显示小肠型表型表达的低度异型分化型胃癌（狭义的横向扩展型胃癌）。

讨论

据知，肠型（小肠型）的低度异型癌是特别难以与完全型肠上皮化生相鉴别的癌。九嵨根据 Ushiku 等的提案，将这些病变分为手牵手型/横向扩展型和非手牵手型，而将非手牵手型称为肠型超高分化腺癌更容易理解。本病例显示类似于完全型肠上皮化生的低度异型的肿瘤腺管在黏膜固有层的中层～深层不规则的分支/吻合，沿黏膜爬行样进展，相当于所谓的横向扩展型胃癌。

另外，Ushiku 等报道，根据黏液表型研究将横向扩展型胃癌大致分为两种：一种是只表

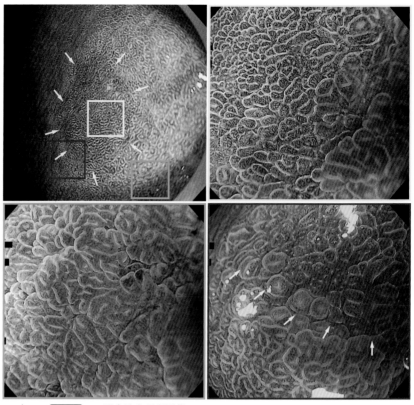

a	b
c	d

图2 NBI 联合放大观察图像

a 低倍放大图像。病变部呈褐色的区域性（黄色箭头所指）。

b a 的黄框部高倍放大图像。在具有轻度扩大、轻度不规则、大小不同的弧状的小凹边缘上皮清楚地见有 LBC，在内部见有伴轻度不规则的螺旋状或开放性袢状血管。

c a 的蓝框部高倍放大图像。在肿瘤周围的背景黏膜上 LBC 不明显。

d a 的红框部高倍放大图像。由于肿瘤部和背景黏膜的 LBC 表现的不同，肿瘤边界（黄色箭头所指）也变得清晰。

达小肠型表型的病例（所谓的狭义的横向扩展型胃癌），它们缺乏与未分化癌的关联，呈现恶性度低的生物学表现；另一种是显示胃肠混合型表型的病例，容易转变为未分化型，呈现高恶性度的生物学表现。本病例仅由小肠型的表型表达构成，而且在黏膜内病变中也没有印戒细胞癌的混杂，据此认为相当于所谓的狭义的横向扩展型胃癌。

笔者认为，在显示小肠型的狭义的横向扩展型胃癌的病理学表现中，考虑为反映了本病例的 NBI 表现的重要特征有两个，一个是由 MUC2 阳性的小型杯状细胞和在管腔侧表达 CD10 的吸收上皮型细胞构成的类似于完全型肠上皮化生的

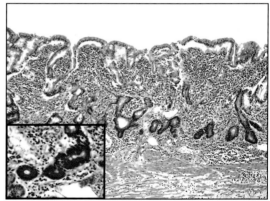

图3 病理组织学表现。细胞异型性弱，由不规则分支/融合的腺管（所谓的手牵手型腺管）构成的肿瘤腺管在黏膜中以深层为中心向水平方向进展。在一部分肿瘤腺管中见有潘氏细胞（Paneth 细胞）（黑框插入图）

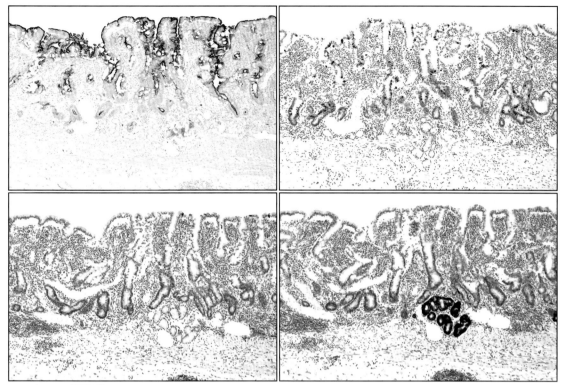

图4 通过免疫组织化学染色的黏液表型。为 CD10 阳性（**a**）、MUC2 阳性（**b**）、MUC5AC 阴性（**c**）、MUC6 阴性（**d**），显示小肠型的表型表达

a | b
c | d

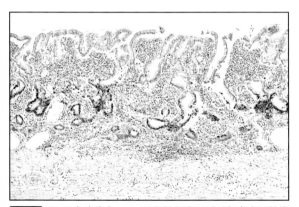

图5 Ki-67 免疫染色。Ki-67 阳性细胞显示局部存在于肿瘤腺管下方

肿瘤腺管，另一个是 Ki-67 阳性细胞局限性存在于肿瘤腺管下方，显示表层分化。

笔者认为，①在小肠型高度分化的和②显示表层分化的癌的这两个病理学特征，是与完全型肠上皮化生黏膜同样能够清楚观察到显示小肠

的吸收上皮的刷状缘的 LBC 的理由。虽然在通常的高分化管状腺癌中也存在小肠型（CD10 阳性），但根据经验难以观察到明显的 LBC。一般认为其原因是高分化管状腺癌的肿瘤增殖带通常是全层性扩展，因此不能得到表层分化。

本病例有可能从明显的 LBC 的出现和由轻度不规则的 MV 及 MS 构成的 NBI 表现推测出作为小肠型低度异型分化型胃癌（狭义的横向扩展型胃癌）的病理学特征，非常有意义。今后，希望通过这种狭义的横向扩展型胃癌的 NBI 表现的积累，进一步明确其特征。

结语

笔者等经治了 1 例 NBI 观察有用的 LBC 阳性的小肠型低度异型分化型胃癌（狭义的横向扩展型胃癌），认为在肿瘤部的明显的 LBC 的出现和显示轻度不规则的微血管结构以及表面微细结构的 NBI 表现，可以作为小肠型低度异型分

化型胃癌（狭义的横向扩展型胃癌）的特征性
表现。

参考文献

[1] 岩下明德, 田邊寛. 低異型度分化型胃癌の診断. 胃と腸 45：1057-1060, 2010.

[2] 九嶋亮治, 松原亜季子, 谷口浩和, 他. 低異型度分化型胃癌の病理学的特徴—腺腫との鑑別を含めて. 胃と腸 45：1086-1096, 2010.

[3] Yao T, Utsunomiya T, Oya M, et al. Extremely well-differentiated adenocarcinoma of the stomach : clinicopathological and immunohistochemical features. World J Gastroenterol 12：2510-2516, 2006.

[4] 八尾建史, 田邊寛, 長浜孝, 他. 低異型度分化型胃癌（超高分化腺癌）の拡大内視鏡診断. 胃と腸 45：1159-1171, 2010.

[5] 小林正明, 橋本哲, 水野研一, 他. 内視鏡拡大観察は形質発現を予測可能か. 胃と腸 53：69-80, 2018.

[6] 九嶋亮治. 胃癌—病理学的分類：日本における実践的な分類. 胃と腸 52：15-25, 2017.

[7] Ushiku T, Arnason T, Ban S, et al. Very well-differentiated gastric carcinoma of intestinal type : analysis of diagnostic criteria. Mod Pathol 26：1620-1631, 2013.

[8] 滝沢登一郎. 胃の病理形態学. 医学書院, pp 168-172, 2003.

[9] 河内洋, 岡本直子, 吉田達也, 他. "横這型胃癌"の臨床病理学的特徴. 胃と腸 45：1203-1211, 2010.

[10] Uedo N, Ishihara R, Iishi H, et al. A new method of diagnosing gastric intestinal metaplasia : narrow-band imaging with magnifying endoscopy. Endoscopy 38：819-824, 2006.

Summary

Low-grade, Well-differentiated Adenocarcinoma of the Small Intestinal（"Crawling-type" Adenocarcinoma）with Light Blue Crest, Report of a Case

Hideho Honda[1], Tetsuya Ueo,
Hirotoshi Yonemasu[2], Masahide Fukuda[3],
Takafumi Fuchino[1], Haruhiko Takahashi,
Kazumi Togo, Makoto Katsuta,
Takahiro Kimoto, Yuji Abe,
Shotaro Inoue, Kurato Wada,
Ryoji Kushima[3], Kazunari Murakami[4]

Upper gastrointestinal endoscopy performed on a man in his 50s revealed a reddish flat lesion, 10mm in diameter, on the posterior wall of the lower gastric body. A biopsy was performed on the lesion, and the man was diagnosed with adenocarcinoma. Using ME-NBI（magnifying endoscopy with narrow band imaging）, LBC（light-blue crest）was detected in the tumor but not in the surrounding mucosa. LBC was used as a demarcation line between the tumor and the surrounding mucosa. ME-NBI also revealed slightly irregular microvascular architecture and microsurface structure. These endoscopic findings suggested that the tumor was a type of low-grade, well-differentiated adenocarcinoma of the small intestinal（"crawling-type" adenocarcinoma）. The surgeon performed an endoscopic submucosal dissection for histological assessment, and the results confirmed the findings of ME-NBI. We believe that ME-NBI used in this case was able to aid clear visualization of the features of this type of adenocarcinoma.

[1] Department of Gastroenterology, Oita Red Cross Hospital, Oita, Japan.

[2] Department of Pathology, Oita Red Cross Hospital, Oita, Japan.

[3] Department of Clinical Laboratory Medicine and Diagnostic Pathology, Shiga University of Medical Science, Otsu, Japan.

[4] Department of Gastroenterology, Faculty of Medicine, Oita University, Yufu, Japan.

经ESD治疗多发隆起型直肠黏膜脱垂综合征所致的贫血患者1例

中内 修介[1]　　大川 清孝　　上田 涉

小野 洋嗣　　宫野 正人　　川村 悦史

佐野 弘治　　大庭 宏子[2]　　山口 誓子[1]

青木 哲哉　　仓井 修　　小野寺 正征[3]

早期胃癌研究会病例（2018年3月度）

[1] 大阪市立十三市民病院消化器内科
　〒532-0034 大阪市淀川区野中北2丁目12-27
　E-mail : shuke.nakau99@gmail.com

[2] 大阪市立弘济院附属病院内科

[3] 市立川西病院病理诊断科

摘要●患者是20多岁的男性。主诉排便时出血，接受了首诊医生的诊察，诊断为重度贫血。肠镜检查中发现在直肠中有病变，由于通过活检未能做出诊断，所以被介绍到笔者医院就诊。在结肠镜检查中，在直肠前壁的中直肠横襞（Houston瓣）、上直肠横襞和直肠下端发现了覆盖有白苔且发红的隆起型病变。以诊断为目的，对小病变施行了内镜下黏膜切除术（EMR），诊断为直肠黏膜脱垂综合征。由于保守性治疗没能改善贫血，所以对3个病变全部施行了内镜黏膜下剥离术（ESD）。在ESD 2年后发现直肠下端以外的2个病变复发。通过指导排便和给予缓泻剂，ESD 5年后仅在中直肠横襞上见有伴发红的浅溃疡。由于能够改善贫血，所以认为ESD治疗是有效的。

关键词　直肠黏膜脱垂综合征（MPS）　隆起型　多发　内镜黏膜下剥离术（ESD）　贫血

前言

直肠黏膜脱垂综合征（mucosal prolapse syndrome，MPS）是发生显性或隐性的直肠黏膜脱出，呈多种多样内镜表现的疾病。因笔者等经治了1例对表现重度贫血的多发性隆起型MPS患者施行内镜黏膜下剥离术（endoscopic submucosal dissection，ESD）而使贫血症状得到改善的病例，所以进行了报道。

病例

患者：20多岁，男性。

主诉：排便时出血，走路摇晃不稳。

家族史：无。

现病史：排便时有憋气用力的习惯。在于本院接受诊查的约7年前就发现排便时出血，但一直未治疗。在201X年6月中旬由于排便时出血和走路摇晃不稳状态持续，接受了附近医院的诊查，通过血液检查指出患有重度贫血（Hb 4.7 g/dL）。在结肠镜检查中，尽管发现在直肠中有多发隆起型病变，但由于通过活检未能做出诊断，在7月上旬被介绍到本院就诊。

一般检查表现：身高174 cm，体重79 kg，血压130/62 mmHg，体温36.7℃，无球结膜黄染，眼睑结膜苍白，腹部平软，无压痛。

血液检查表现（**表1**）显示缺铁性贫血和轻度低蛋白血症。

灌肠X线造影表现　在直肠前壁见有3处

不规则的隆起型病变（**图1a**），最大病变跨过中直肠横襞而存在，肛侧大幅隆起，口侧呈近全周性（**图1b**）。

结肠镜检查结果　在直肠前壁的中直肠横襞（病变①，**图2**）、上直肠横襞（病变②，**图3**）和直肠下端（病变③，**图4**）表面见有结节状隆起型病变。病变①、病变②的大部分为表面被白苔覆盖的发红隆起，在基底部的狭窄范围内呈发红的增生变化（**图2a，b；图3a**）。两者的侧面均可见伴白苔附着的小隆起病变（**图2c，d；图3b**），病变②呈环状排列（**图3c**）。病变①为亚全周性病变（**图2c，d**）。病变③与其他2个病变相比，白苔附着程度较轻，在周围未见小隆起病变（**图4**）。另外，在这些隆起型病变的周围未见白斑，从盲肠到乙状结肠未见异常表现。

由于是存在于直肠前壁的中直肠横襞、上直肠横襞和直肠下端之类的 MPS 的好发部位的病变，所以强烈怀疑是 MPS。但是，由于在病变②的周围呈环状排列着小病变，所以也不能完全否定帽状息肉（cap polyposis，CP）。因此，以

表1 血液检查结果			
血液学		BUN	16.1 mg/dL
WBC	3,450/μL	Cre	0.9 mg/dL
RBC	368×10^4/μL	Na	139 mEq/L
Hb	8.1 g/dL	K	3.8 mEq/L
MCV	80 fL	Cl	107 mEq/L
Plt	23.9×10^4/μL	Fe	15 μg/dL
生化检查		TIBC	345 μg/dL
TP	6.1 g/dL	免疫血清检查	
Alb	3.6 g/dL	CRP	0.11 mg/dL
AST	12 U/L	幽门螺杆菌抗体	<3 U/mL
ALT	9 U/L		
ALP	157 U/L	肿瘤标志物	
LDH	97 U/L	CEA	0.7 ng/mL
		CA19-9	2.6 U/mL

诊断为目的对病变①附近的小病变施行了内镜下黏膜切除术（endoscopic mucosal resection，EMR）。

EMR 标本的组织病理学表现（图5）　在边缘部的黏膜固有层中，见有伴轻度增生性变化的腺管，在周围的间质中有中等程度的炎性细胞浸

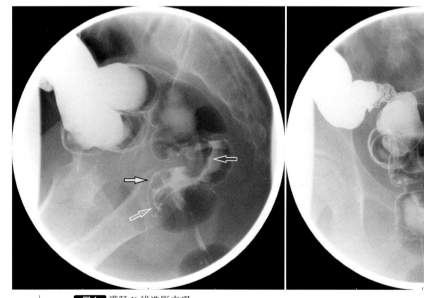

a　**b**

图1　灌肠 X 线造影表现

a 右侧卧位。在直肠前壁见有 3 处不规则的隆起型病变（红色箭头所指：病变①；黄色箭头所指：病变②；蓝色箭头所指：病变③）。

b 腹卧位正面。在中直肠横襞上存在最大的病变，肛侧呈大幅隆起，口侧呈次全周性。

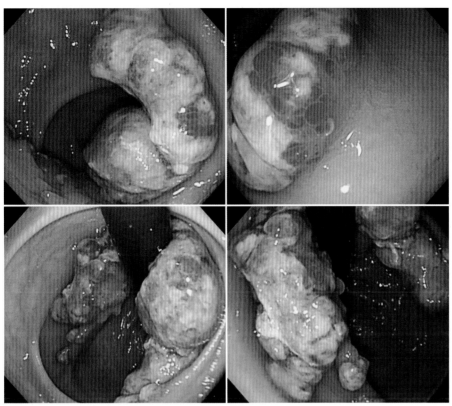

a	b
c	d

图2 结肠镜表现
（病变①）

a 见有表面大部分被
白苔覆盖的发红结节
状隆起型病变。

b 在基底部的狭小范
围内呈发红的增生
变化。

c，d 反转图像。在
隆起型病变的一侧，
较低的隆起型病变呈
连续性扩展，为次全
周性。

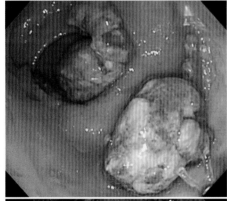
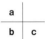

a	
b	c

图3 结肠镜表现（病变②）

a 见有表面附着白苔的发红结节状隆起型病变。

b 靛胭脂染色图像。发红的结节状表现变得
明显。

c 在隆起型病变的一侧存在环状扩展的小隆起
病变，在其表面附着黏液明显。

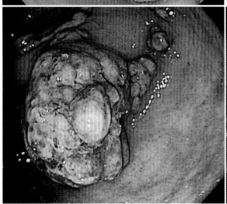
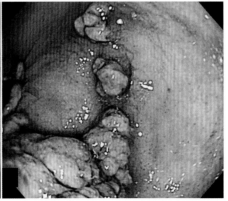

117

润，在黏膜固有层内见有抬高、错综复杂的黏膜肌层（**图 5b**）。在病变的顶部，被覆的腺上皮细胞脱落，在最外层见有由渗出的纤维蛋白、坏死的组织、中性粒细胞的浸润像构成的相当于白苔的组织（**图 5c**），在黏膜固有层内的深部见有纤维肌病（**图 5d**）。通过 Azan 染色，在黏膜固有层间质中见有蓝色的纤维化和肌组织（**图 5e**）；通过 desmin 染色，在黏膜固有层内见有认为是来源于黏膜肌层的肌纤维（**图 5f**）。根据以上结果，诊断为 MPS。

随访 即使指导排便时不要用力，排便时的出血仍持续，贫血也没有好转，所以认为不可能通过保守性治疗得到改善。在进行了充分的知情同意后，对 3 处隆起型病变分 3 次施行了 ESD。ESD 切除标本与 EMR 标本呈同样的组织病理学表现，为与 MPS 吻合的表现。

在 2 年后的结肠镜检查中，虽然病变③治愈了，但在有病变①、病变②的部位发现了溃疡性病变。在中直肠横襞附近还发现了隆起型病变的复发（**图 6a**）。通过加强排便指导和给予缓泻剂，在 ESD 术后 4 年后，上直肠横襞上的病变得到治愈，中直肠横襞附近的隆起型病变转为轻度，可见伴有溃疡的全周性的发红黏膜（**图 6b**）。在 ESD 术后 5 年后，中直肠横襞上的溃疡缩小，隆起消失（**图 6c**），在 2 年后贫血得到改善，5 年后贫血仍持续改善。

讨论

在日本，渡边等将 MPS 定义为：有显性或隐性的黏膜脱垂，组织病理学上在表层部黏膜固有层伴有毛细血管的增生、扩张，成纤维细胞和肌细胞的增殖，进一步在深层的黏膜固有层伴有各种程度的纤维肌病。另外，将 MPS 的肉眼分型分为平坦型、隆起型、溃疡型、深部囊性结肠炎（colitis cysticaprofuda，CCP）型。渡边等和太田等报道，由于隆起型主要是在距齿状线 3 cm 以内的部位发生，低纤维病期多见，在这个部位由于只发生黏膜脱垂，不发生重症的缺血，因此伴有从黏膜肌层向内腔侧的纤维增生，发生腺管的增

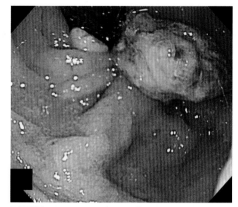

图4 结肠镜表现（病变③）。见有少量白苔轻度附着的发红的结节状隆起型病变。在周围未见小隆起病变

生，呈隆起型。溃疡型主要发生在 3 ~ 17 cm 的部位，多为高纤维肌病期。在这个部位发生全层性脱垂，转为高度慢性间歇性缺血状态，呈溃疡型病变。

大川等与渡边等和太田等的报道不同，在 Ra 存在很多隆起型病变，在 Rb 存在溃疡型病变比较多，因此提倡分为直肠下部、Rb、Rb 上部 ~ Ra 3 个部位的分类。按照这种分类考察本病例的病变。直肠下部多为隆起型和平坦型，本病例的病变③虽然较大，但被认为是比较典型的病变。在直肠下部以外的 Rb 多为溃疡型和平坦型，但在本病例中呈较大的隆起型，是在该部位比较少见的形态。佐野等报道在上直肠横襞和中直肠横襞多发的罕见的隆起型 MPS。在报道的病例中，呈低矮的颗粒状隆起性变化，与隆起高大的本病例不同。在病变②中可见在周围呈环状排列的小病变，但这种表现在 MPS 中很少见，有必要与 CP 进行鉴别。大川等报道，在 Rb 上部 ~ Ra 可见以隆起型病变为中心的多发性病变，呈全周性，而本病例的病变①是与该报道一致的病变。这个部位位于腹腔内，由于支持组织薄弱，所以会发生全周性、全层性的脱垂。另外，和病变②一样，在周围伴有小病变。

隆起型 MPS 有时通过活检也无法进行诊断，因此有必要通过息肉切除术等采取较大的组织，

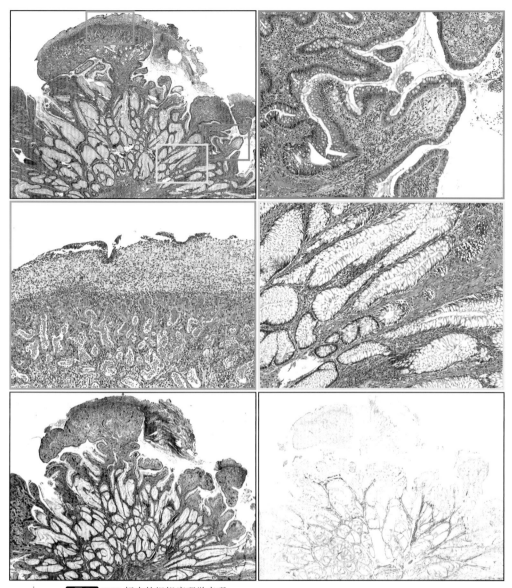

a	b
c	d
e	f

图5 EMR 标本的组织病理学表现

a HE 染色图像。

b a 的绿框部放大图像。在黏膜固有层见有伴轻度增生变化的腺管。在周围的间质中见有伴中度炎性细胞浸润，在黏膜固有层内见有抬高而错综的黏膜肌层。

c a 的蓝框部放大图像。被覆的腺上皮细胞脱落，在最外层见有由渗出的纤维蛋白、陷于坏死的组织、中性粒细胞的浸润像构成的白苔。

d a 的黄框部放大图像。在黏膜固有层内的深部可见纤维肌病。

e Azan 染色图像。在黏膜固有层间质见有蓝色纤维化和肌组织。

f Desmin 染色图像。在黏膜固有层内见有认为是黏膜肌层来源的肌纤维。

或者考虑从隆起型病变的基底部进行活检等。在本病例中当初也由于通过活检未能证明纤维肌病而无法诊断，但通过对周边的小隆起病变施行EMR，最终诊断为 MPS。如果是对隆起型病变基部的不伴有白苔的增生性变化部分进行活检的话，认为也有可能无法做出最终诊断。

由于多发隆起型 MPS 呈现多种多样的内镜表现，因此与 CP 的鉴别非常重要。作为 CP 的

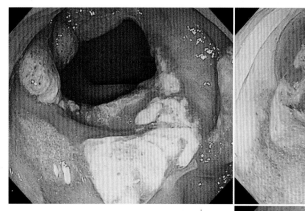
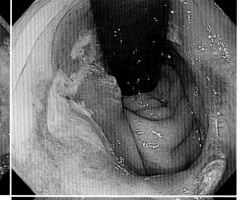
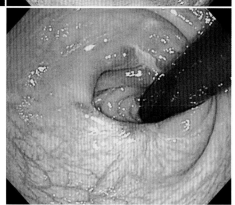

a | b
|
c

图6 ESD 后的结肠镜表现

a 2 年后。在病变①、病变②存在的部位可见伴有黏液附着的浅表溃疡性病变，在中直肠横襞附近发现隆起型病变的复发。

b 4 年后。上直肠横襞上的病变治愈了。中直肠横襞附近的隆起型病变转为轻度，见有伴溃疡的全周性泛红黏膜。

c 5 年后。中直肠横襞上的溃疡缩小，隆起消失。

临床概评 赤松 泰次 长野县立信州医疗中心内镜中心

隆起型直肠黏膜脱垂综合征（mucosal prolapse syndrome，MPS）和帽状息肉（cap polyposis，CP），因病例的不同有时会显示出类似的临床表现。CP 曾经被认为是隆起型 MPS 的一个亚型，一般认为二者的成因都是伴于大肠的运动功能异常而产生的慢性机械性刺激。典型病例中不管哪种疾病都是发红的广基性隆起型病变，多在表面附着黏液。MPS 的病变部位一般多见于直肠前壁，显示单发性或多发性。与此相对，CP 具有从直肠到乙状结肠（或者也有一直到降结肠和右结肠广泛见有的病例）以半月襞的顶部为中心多发的趋势。本病例不仅是在直肠前壁，在其周边也存在病变，因此作为 MPS 来说是非典型病例，有必要与局限于直肠的 CP 相鉴别。另外，作为与 CP 不一致的表现，可以举出有以下几种：①在组织病理学表现上，尽管见有黏膜表面的炎症性肉芽组织和隐窝（crypt）的延长，但未见在 CP 特征性的黏膜表层的萎缩；②血清幽门螺杆菌（*Helicobacter pylori*）抗体水平低于 3 U/mL 或阴性（偶有通过幽门螺杆菌除菌治愈了 CP 的病例报告，提示 CP 是伴于幽门螺杆菌感染的胃外病变之一的可能性）；③不能看到在 CP 经常被观察到的隆起病变周围的白斑；④在 CP 即使切除病变部在短期内症状和内镜表现也复发，但在本病例中通过内镜切除术得到改善等。

如上所述，本病例的内镜表现虽然与 CP 非常类似，但一般认为是呈比较罕见的内镜表现的隆起型 MPS。

内镜表现的特征，不仅是在直肠，在乙状结肠等的口侧肠管也有发生，平盘状／章鱼吸盘状的表现在半月襞上呈环状排列，在隆起型病变的周围伴有白斑。作为症状，绝大部分引起黏液性腹泻，在组织病理学上虽然也见有纤维肌病，但与MPS相比为轻度。本病例无腹泻症状，根据内镜表现和组织病理学表现，认为可以否定是CP。

　　MPS的治疗，原则上是纠正排便习惯和给予缓泻剂等保守性治疗。但是像本病例这样，在保守性治疗无效而造成贫血的情况下，有时也会选择外科治疗和内镜治疗等有创治疗。近年来通过ESD进行MPS治疗的2例是在直肠下端和上直肠横襞上的病变，均未见复发。认为是因病变切除而致的瘢痕形成使黏膜被固定，未见复发。在本病例中，只有病变③通过ESD治愈了。病变②在ESD后见有溃疡型病变的复发，但通过排便指导和追加服用缓泻剂而得到治愈。另外，病变①在ESD后见有再发隆起型和溃疡型病变的复发。之后，通过排便指导和追加服用缓泻剂，隆起型病变消失了，但溃疡型病变仍有残留。在这个部位，由于全层性脱垂，认为即使黏膜下层纤维化也不能完全治愈。但是，贫血有所改善，认为ESD治疗是有效的。

结语

　　对呈罕见形态的多发隆起型MPS施行了ESD。虽然病变有一部分复发，但贫血得到改善，ESD治疗是有效的。

参考文献

[1] 渡辺英伸，味岡洋一，田口夕美子，他．直腸の粘膜脱症候群（mucosal prolapse syndrome）の病理形態学的な再検討．胃と腸　22：303–312，1987．
[2] 太田玉紀，味岡洋一，渡辺英伸．直腸の粘膜脱症候群—病理の立場から．胃と腸　25：1301–1311，1990．
[3] 大川清孝，青木哲哉，上田渉，他．直腸粘膜脱症候群診断のこつ．Gastroenterol Endosc　56：494–503，2014．
[4] 佐野弘治，大川清孝，上田渉，他．顆粒状変化を呈した隆起型直腸粘膜脱症候群（MPS）の1例．日本大腸肛門病会誌　63：531–534，2010．
[5] 赤松泰次，中村直，上条寿一，他．臨床からみたcap polyposis報告例20例と自験例5例の検討．胃と腸　37：641–650，2002．
[6] 船越信介，岩男泰，今枝博之，他．直腸肛門部の炎症性疾患粘膜脱症候群，cap polyposis．胃と腸　45：1331–1338，2010．
[7] 八尾隆史，江﨑幹宏，古賀秀樹，他．cap polyposisの病理組織学的特徴粘膜脱症候群との比較．胃と腸　37：631–639，2002．
[8] 岩下明德，原岡誠司，八尾隆史．cap polyposisと粘膜脱症候群はどう違うのか—病理の立場から．胃と腸　37：651–660，2002．
[9] 辻剛俊，大谷節哉，青木隼人，他．直腸粘膜脱症候群に対して内視鏡的粘膜下層剝離術が有効であった2症例．Gastroenterol Endosc　55：250–256，2013．
[10] 太田英孝，高村和人，藤田琢也，他．ESDにて診断的治療しえた深在性囊胞性大腸炎の1例．Gastroenterol Endosc　57：2469–2475，2015．

Summary

The Multiple Elevated Type Rectal Mucosal Prolapse Syndrome in which Endoscopic Submucosal Dissection was Effective for Improvement of Anemia, Report of a Case

Shusuke Nakauchi[1], Kiyotaka Okawa, Wataru Ueda, Hiroshi Ono, Masato Miyano, Etsushi Kawamura, Koji Sano, Hiroko Ohba[2], Seiko Yamaguchi[1], Tetsuya Aoki, Osamu Kurai, Masahiro Onodera[3]

A 20' s-year-old man presented to a local doctor with complaints of bleeding during defecation. The patient underwent colonoscopy for advanced anemia. Multiple protruding lesions were found in the rectum. The doctor did not make a diagnosis based on lesion biopsy and referred the patient to our hospital for detailed examination. Colonoscopy revealed large, red, elevated lesions with white mucus on the second Houston' s valve, first Houston' s valve, and bottom of the rectum. We performed endoscopic mucosal resection of the small elevated lesion for diagnosis. Based on the histological findings, we diagnosed the patient with rectal mucosal prolapse syndrome. Because there was no improvement in anemia, we performed ESD (endoscopic submucosal dissection) for the three large elevated lesions. There was a recurrence in two lesions on the second Houston' s valve and first Houston' s valve 2 years after ESD. There was a shallow ulcer with redness on the second Houston' s valve due to defecation guidance and laxative administration 5 years after ESD. The patient' s anemia improved. We demonstrated the efficacy of ESD for large lesions of mucosal prolapse syndrome.

[1]Department of Gastroenterology, Osaka City Juso Hospital, Osaka, Japan.

[2]Department of Internal Medicine, Osaka City Kousaiin Hospital, Osaka, Japan.

[3]Department of Pathology, Kawanishi City Hospital, Kawanishi, Japan.

呈特异性形态的小肠GIST 1例

三木 淳史[1]　　　东海林 琢男[2]　　　阿部 浩一郎[1]

松田 圭二[3]　　　近藤 福雄[2]　　　青柳 仁[1]

矶野 朱里　　　　三浦 亮　　　　　小田岛 慎也

有住 俊彦　　　　相矶 光彦　　　　高森 赖雪

山本 贵嗣　　　　田中 笃　　　　　桥口 阳二郎[3]

早期胃癌研究会病例（2017年9月）
[1] 帝京大学医学部附属病院内科
　〒173-8606 東京都板橋区加賀2丁目11-1
　E-mail : leaguescore2009@yahoo.co.jp
[2] 同　病理診断科
[3] 同　外科

摘要●患者为40多岁的男性。就医时主诉为黑便，由于贫血收入院。通过腹部增强CT检查，在近端空肠发现了具有较强造影效果、伴石灰化、长径约4 cm、边界清晰且内部不均一的类圆形肿瘤。在进行小肠X线造影检查时，辨识为表面平滑且缺乏压迫导致形态变化的肿瘤性病变。在小肠镜检查中，为被正常黏膜所覆盖的平缓凸起的肿瘤，在中心有凹陷，虽然一部分见有怀疑为糜烂的表现，但未发现溃疡。活检的结果，诊断为小肠胃肠道间质瘤（gastrointestinal stromal tumor, GIST），施行了腹腔镜下小肠部分切除术。对于形成中心凹陷的机制，据推测有可能是从肿瘤的肌层向黏膜下层方向的浸润因位置不同而不均等，无黏膜下层浸润的中心部分相对地形成了凹陷，以及由于肿瘤内囊肿的自身破溃而形成中心凹陷。

关键词　胃肠道间质瘤（GIST）　小肠　出血　小肠内镜检查　小肠X线造影检查

前言

小肠肿瘤是比较罕见的疾病，但随着近年来以内镜为代表的影像检查的进步，发现的病例数在增加。特别是发生率最高的胃肠道间质瘤（gastrointestinal stromal tumor, GIST），由于其不仅会出血，有时还会发生远处转移，因此需要注意。小肠GIST的大部分是腔外发育型，呈黏膜下肿瘤（submucosal tumor, SMT）样形态而在黏膜面产生溃疡、糜烂，在消化道内引起出血。

此次笔者等报道所经治的1例小肠GIST，其无论是在肉眼形态上还是在组织病理学上均与通常的黏膜缺损引起的中心凹陷不同，呈现出特异的形状，推测了其发育过程。

病例

患者：40多岁，男性。

主诉：黑便。

家族史/既往史：无。

现病史：2017年2月自觉有黑便3次，在其他医院施行了上消化道内镜检查，但未发现引起出血的病灶。但是，由于此后继续有黑便症状，所以被介绍到本院接受详细检查，由于在血

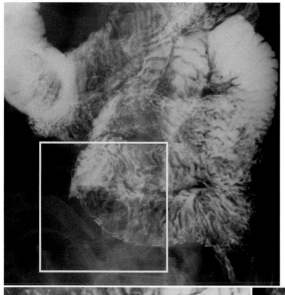

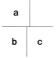

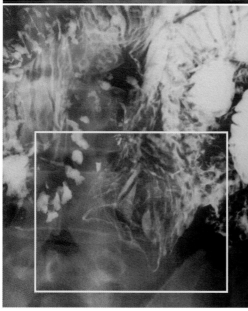

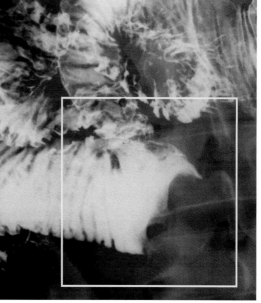

图1 小肠 X 线造影图像
a 仰卧位。见有边缘规则的阴影缺损（黄框部）。
b 第一斜位。见有伴中心凹陷的阴影缺损（黄框部）。
c 腹卧位。见有伴中心凹陷的阴影缺损（黄框部）。

液检查中发现贫血，因此以详细检查和治疗为目的而住院。

住院时查体 身高 170 cm，体重 66.6 kg，体温 36.0℃，血压 118/74 mmHg，脉搏 64/min。头颈部、胸部、腹部、四肢未见异常表现。

入院时检查结果 RBC $370 \times 10^4/\mu L$，Hb10.4g/dL，Ht 31.0%，见有轻度贫血。在其他血液学检查和一般生化检查中未发现异常。CEA 0.7 ng/mL，CA19–9 4.9 U/mL，肿瘤标志物也正常。

小肠 X 线造影表现 在距 Treitz 韧带 10 cm 的肛侧发现一处边界清晰且表面光滑的椭圆形的隆起型病变。即使压迫也没有形态变化，被认为是质地比较坚硬的肿瘤。造影剂从肿瘤向肛侧的通过良好（**图1**）。

经口小肠内镜表现 在空肠上部发现表面平滑且伴有中心凹陷的边界清晰的椭圆形隆起型病变（**图2a**）。凹陷部的黏膜平滑，部分有发红（**图2b，黄色箭头所指**），怀疑为糜烂，但溃疡等

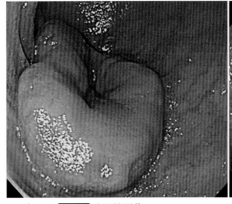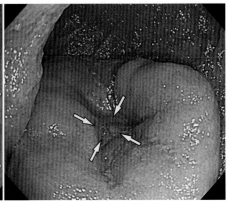

a | b **图2** 小肠镜图像
a 肿瘤整体图像。
b 凹陷面近距图像。

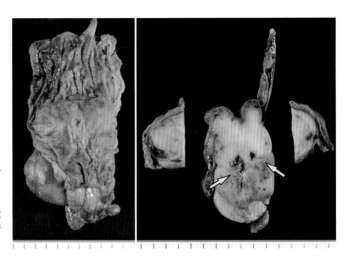

a | b

图3 切除标本的肉眼表现
a 在空肠见有管外发育性肿瘤。
b 肿瘤的剖面。见有伴中心凹陷的多结节愈合状的 SMT。在肿瘤内观察到小囊肿状结构（黄色箭头所指）。

黏膜缺损不明显，伴有向周围蜿蜒的血管增生（图2b）。

入院后经过 通过小肠内镜检查时施行的活检诊断为小肠 GIST。在术前检查中未发现转移的病变。为了治疗目的择期施行了腹腔镜下空肠部分切除。

切除标本的肉眼表现 在腹腔镜下空肠部分切除标本上见有，4.7 cm×4.0 cm×2.5 cm 大小、边界清晰的 SMT。肿瘤以管外性的膨胀性发育为主体（图3a），在内腔侧形成伴有中心凹陷的隆起病变，局部有怀疑为糜烂的病灶，但未发现溃疡（图3b）。无向浆膜侧的肿瘤的露出。在肿瘤内有数个小囊肿（最大直径 0.7 cm）（图3b）。

组织病理学表现 肿瘤的主体位于固有肌层，在浆膜侧广泛浸润于浆膜下层。在黏膜侧，肿瘤中央部的固有肌层未被破坏，未发现向黏膜下层的浸润，但在其周围，浸润到黏膜下层，形成了多结节愈合状的病变（图4）。肿瘤的边界比较清晰，未见坏死，虽然一部分见有怀疑为糜烂的病灶，但未见溃疡（图5a）。肿瘤由具有嗜酸性细胞质的梭形细胞的错综复杂的束状增生构成（图5b），核分裂象为少数（1 个 /50HPF）。

在免疫组织化学染色图像中，KIT 和 DOG1 呈阳性（图5c, d），CD34、desmin、αSMA、S100 呈阴性。Ki-67 标记率为 2%。

根据以上结果，在 Miettinen 分类、Modified-

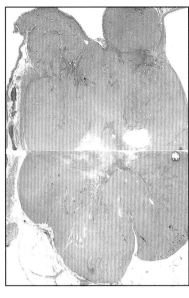
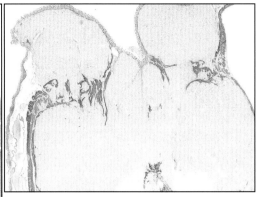

a | b

图4 肿瘤的组织病理图像（微距像）
a HE 染色。
b desmin 免疫组织化学染色像。主体位于固有肌层，多结节愈合状浸润至黏膜下层和浆膜下层的肿瘤。

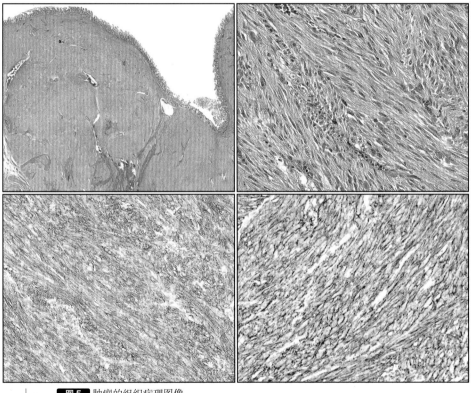

a | b
c | d

图5 肿瘤的组织病理图像
a HE 染色（低倍放大图像）。在肿瘤内未见伴有溃疡。
b HE 染色（高倍放大图像）。见有梭形肿瘤细胞的束状增殖。
c KIT 免疫组织化学染色像。弥漫性分布的肿瘤细胞呈 KIT 阳性。
d DOG1 免疫组织化学染色像。弥漫性分布的肿瘤细胞呈 DOG1 阳性。

Fletcher 分类中均诊断为低风险的小肠 GIST。

讨论

消化道 GIST 是由消化道壁内神经丛中的 Cajal 间质细胞分化产生的肿瘤。一般认为在胃内发生的概率高，但近年来随着胶囊内镜和小肠内镜等技术的进步，在小肠发现的病例有所增加。成为小肠 GIST 发现契机的症状多种多样，但据松田等报道，最多的症状是消化道出血，占 28%。在以前，如果无症状，大多与其他的 SMT 一样进行随访观察，但由于良恶性的诊断困难，有时也会发生转移，因此最近对于怀疑为消化道 GIST 的病变一般建议积极进行诊断及治疗。

据推测，小肠 GIST 的出血机制是由于肿瘤引起的黏膜挤压、伸展而引起的黏膜缺损。但是，在本病例中，内镜观察时在中心凹陷处未见溃疡。根据日本报道有出血症状的小肠 GIST 的病例，在伴有中心凹陷的小肠 GIST，大多在凹陷处能看到糜烂、溃疡。在以"小肠 GIST""出血"为关键词检索《医学中央杂志》时，发现有 94 篇报道，像本病例这样呈中心凹陷，但不伴有溃疡的病例只有中村等和 Nakatani 等报道的 2 例。推测本病例的出血机制时，在肿瘤的凹陷部有怀疑为糜烂的表现，作为出血的原因并不矛盾。另外，从在肿瘤边缘见有血管增生、扩张的表现这一点来看，认为也有从该部出血的可能性。

关于本病例的中心凹陷的形成机制，在组织病理学表现中，在肿瘤的内腔侧边缘部的隆起部分，肿瘤细胞从肌层侧浸润到黏膜下层，看上去像是从下方往上推举黏膜。在中央的凹陷部分，肿瘤细胞的浸润止于固有肌层内，没有向内腔侧凸起，从周围的隆起部分被遗留下来。

笔者认为，虽然小肠 GIST 有时会显示出浸润性的增殖，但根据部位不同，如果浸润的程度不均等，就会引起像本病例这样的中心凹陷。据报道，小肠 GIST 伴有肿瘤内囊肿样变性的病例十分引人注目。在本病例中，在肿瘤内也发现了数个囊肿。根据手术标本可确认囊肿的最大直径

为 0.7 cm，在肿瘤的黏膜侧的中心部存在较大的囊肿。在随访中，囊肿自身破溃，存在伴溃疡的凹陷，但认为也有被修复并被黏膜覆盖的可能性。然而，在本病例的凹陷部，未能观察到在溃疡治愈部位通常可观察到的瘢痕等修复的表现，未能找到其证据。

另外，还可以考虑如下的中心凹陷形成机制。在肠系膜附着部对侧的壁外性发育的肿瘤因其自身的重量被牵引向下方而发育的情况下，从两侧夹在小肠壁上的力量也在起作用，被认为有可能引起中心凹陷。

结语

本文报道了 1 例以黑便为线索而发现的小肠 GIST 病例。对于呈现出血症状的小肠 GIST，在中心凹陷伴有糜烂、溃疡的情况较多，而像本病例这样，虽然存在中心凹陷，但未见作为出血原因的糜烂和溃疡的病例很罕见，因此认为有必要积累更多的病例。

参考文献

[1] 今井寿，須原貴志，佐々木義之，他. 右副腎転移を伴い急速に進展した小腸 malignant gastrointestinal stromal tumor の一例. 日臨外会誌 64:657-662, 2003.
[2] 矢野豊，長濱孝，菊池陽介，他. 特異な出血機転を呈した管外発育型小腸 GIST の一例. 胃と腸 39:1081-1086, 2004.
[3] 比嘉利信，坂本惇夫，吉田隆亮，他. 頻回の下血を繰り返した空腸平滑筋腫の一例—本邦における空腸平滑筋腫 73 例の分析. 胃と腸 15:1097-1104, 1980.
[4] Miettinen M, Lasota J. Gastrointestinal stromal tumors : pathology and prognosis at different sites. Semin Diagn Pathol 23:70-83, 2006.
[5] Fletcher CD, Berman JJ, Corless C, et al. Diagnosis of gastrointestinal stromal tumors : a consensus approach. Hum Pathol 33:459-465, 2002.
[6] Grover S, Ashley SW, Raut CP. Small intestine gastrointestinal stromal tumors. Curr Opin Gastroenterol 28:113-123, 2012.
[7] 松田圭二，塚本充雄，福島慶久，他. 小腸悪性腫瘍の診断と治療 GIST. 胃と腸 48:1446-1460, 2013.
[8] 上島浩一，清水誠治，石田和英，他. 特異な形態を呈した空腸 GIST の 1 例. 胃と腸 52:951-958, 2017.
[9] 中村信治，小山文一，中川正，他. von Recklinghausen 病に合併した多発性小腸 GIST の 1 例. 日消誌 108:1222-1230, 2011.
[10] Nakatani M, Fujiwara Y, Nagami Y, et al. The usefulness of double-balloon enteroscopy in gastrointestinal stromal tumor of the small bowel with obscure gastrointestinal bleeding. Intern Med 51:2675-2682, 2012.

临床概评 清水 诚治 大阪铁路医院消化内科

该病例虽然病变的形态极为特殊，但就其构成要素在论文中已进行了分析，在病理概述中也做了评论。在临床概述中笔者想就 X 线造影图像的表现进行补充。首先，在研讨会上有几位读片者根据 X 线造影图像认为是引起了肠套叠的病变。的确如果未能充分把握肠管走行就会读片为肠套叠所引起的蟹爪样表现。但是，该病例没有肠套叠的症状，包括肿瘤部位在内造影剂的通过良好，是能够扫查出隆起于内腔的病变轮廓的病例。除了罕见的逆行性肠套叠的情况以外，在套叠部的口腔侧没有能看到蟹爪样表现，这一点希望大家能够留意。

其次，小肠 GIST 多为大型的病变，由于多为腔外主体性发育，在小肠 X 线造影图像中，壁外的肿瘤推挤开周围的肠管的表现，即所谓的"blank space"是特征性的表现。展示的图像虽然是通过插管法造影的，但只是近端的空肠，未能扫查出大范围的小肠，这是未能捕捉到该表现的原因。还有，根据图像不同，病变部的小肠袢的形状发生了变化，在一部分图像中，形成将病变作为顶点的 V 字形的锐角的屈曲。认为这种形状变化是由于伴随体位的变换被病变的重量所牵拉引起的。

最后，虽然在研讨会时指出在肿瘤周围存在有扩张的血管，但关于这一点完全没有记录，对没能说明常见的表现这一点深感遗憾。

病理概评 海崎 泰治 福井县立医院病理诊断科

该病例的特征不管怎么说是其肉眼形态。尽管是壁外发育为主的小肠胃肠道间质瘤（gastrointestinal stromal tumor，GIST），也显示管腔内发育，形成不缺乏全周性的环堤样，在内部呈无糜烂的深凹陷，希望从病理学上分析呈现这样形态的原因。

在该肿瘤的内部，源于固有肌层的平滑肌束呈分散存在。朝向内腔面的隆起部（边缘隆起部）比原本的固有肌层还要略厚，存在有虫蚀样的平滑肌束。其另一方面，在凹陷部正下方（中心凹陷部），平滑肌束分散存在于浅层和深层，在浅层愈合于黏膜肌层。中心凹陷部的变化虽然在通常的 GIST 也常常遇到，但边缘部的虫蚀样表现是在肿瘤直径较大的 GIST 的边缘部（距前端稍深部）很少见的表现。当进一步观察时，固有肌层的虫蚀样表现在浅层（内环行肌层）明显，在深层（外纵行肌层）不明显。当基于这种事实类推病变的发育形式时，认为首先在中心凹陷部有肿瘤形成，膨胀性发育，在深部破坏外纵行肌，显示壁外发育，残存于固有肌层内的或呈壁外发育性中心部周围的肿瘤一边虫蚀样破坏固有肌层，一边浸润发育于黏膜下层。论文作者等虽然也举出了肿瘤内囊肿自溃的可能性，但由于在标本内未见自溃部周围的反应性变化，认为可能性低。

虽然 GIST 通常呈球状发育，但频繁遇到呈多结节状、表面黏膜剥离、在内部引起囊肿样变化等各种各样变化的病例，或许不规则形的发育和浸润性发育等也是通常可看到的范围。尽管只见有凹陷部周围的数个隆起还可以理解，但是炸面圈状的涉及全周的隆起现象则完全不能理解。毫无疑问，这是一个有可能颠覆 GIST 形态上常识的病例。

[11]櫻井信司. 小腸悪性腫瘍の病理学的特徴—小腸GISTの
病理学的特徴. 胃と腸 48：1409–1416, 2013.

Summary

Gastrointestinal Stromal Tumor of the Small Intestine
Presenting in a Peculiar Form, Report of a Case

Atsushi Miki[1], Takuo Tokairin[2],
Kouichirou Abe[1], Keiji Matsuda[3],
Fukuo Kondo[2], Hitoshi Aoyagi[1],
Akari Isono, Ryo Miura,
Shinya Kodashima, Toshihiko Arizumi,
Mitsuhiko Aiso, Yoriyuki Takamori,
Takatsugu Yamamoto, Atsushi Tanaka,
Youjirou Hashiguchi[3]

A man in his 40s was admitted to our hospital with anemia and melena. Contrast-enhanced computed tomography showed a heterogeneous enhanced structure with calcification in the jejunum. Small bowel series and transoral single-balloon enteroscopy led to the detection of a protruding tumor characterized with an oval, smooth surface covered with normal epithelium and central depression without erosion and ulceration. The lesion was diagnosed as a GIST (gastrointestinal stromal tumor) by pathological examination after laparoscopic resection was performed. Unlike our case, small bowel GIST complicated bleeding is usually accompanied by mucosal injury. The depressed region may be formed due to an imbalance of proliferation that occurred between the marginal and central areas of the tumor. Therefore, the center of the lesion may be relatively depressed.

[1]Department of Internal Medicine, Teikyo University Hospital, Tokyo.
[2]Department of Pathology, Teikyo University Hospital, Tokyo.
[3]Department of Surgery, Teikyo University Hospital, Tokyo.

编辑后记

竹内 学 　长冈红十字医院消化内科

胃的放大内镜诊断学始于在正常胃黏膜上发现集合小静脉规则排列（regular arrangement ofcollecting venules，RAC），并向幽门螺杆菌感染性胃炎和以此为背景的胃癌的放大观察发展，由于以 NBI 为代表的图像增强系统的开发，能够非常清晰地辨识黏膜微结构和微血管形态，因此也可以从共同的视角进行讨论。

但是，由于放大内镜表现的观察方法和术语的不同，即使是相同的图像，其表现方法和向诊断的应用也不同，这成为一个需要解决的问题。因此，2016 年日本消化道学会、日本消化内镜学会、日本胃癌学会这 3 个学会共同提出了早期胃癌的放大内镜诊断简化流程（magnifying endoscopy simple diagnostic algorithm for early gastric cancer，MESDA-G）。而且，也出现了对于发生于除菌后和未感染的胃癌到目前为止的放大内镜表现能否适应等问题。另外，在十二指肠上皮性肿瘤的腺瘤和癌的病理学鉴别上还处于混沌状态，放大内镜诊断在该领域也有可能发挥重要的作用。本书介绍了关于这些问题的可以学习的内容。

在序中，九嶋从病理医生的角度，以图表的形式展示了期待通过放大观察来进行鉴别的胃、十二指肠的上皮性病变。

为了进行胃癌的放大观察，首先有必要学习正常胃黏膜和慢性胃炎的放大观察的知识。八尾为了能够将解剖学结构通过放大观察展示，强调应该使用解剖学术语；大森提出在诊断慢性胃炎时胃癌风险分级化很重要，为了进行癌的定性诊断及边界诊断，对背景黏膜应该精通。

上尾对上述的 MESDA-G 进行了解说，认为在此诊断体系中也存在局限性病例，有必要通过活检诊断进行进一步的研究。作为局限性病例虽然列举了幽门螺杆菌呈阴性的胃癌，但名和田等报道，作为除菌后胃癌的特征，是难以

根据非肿瘤性上皮的覆盖和表层分化等进行诊断的，尤其是范围诊断，而与放大观察相比，通过白光及 NBI 非放大观察捕捉颜色变化是很重要的。吉村报道，关于幽门螺杆菌未感染胃癌，在胃底腺型胃癌未发现分界线（demarcation line，DL），常规观察以及腺开口部的开大、伴有窝间部的伸长和扩张的血管的放大表现对诊断是有用的，特别是在印戒细胞癌的放大表现中，捕捉到黏膜结构与周围相比无变化、窝间部白色化、清晰的微血管等表现是很重要的。

另外，还介绍了对胃癌诊断有用的 4 种放大内镜表现。中西认为，由于在上皮内/上皮下集聚的反映微小脂肪滴的白色不透明物质（white opaque substance，WOS）使血管的辨识性降低，辨识 WOS 的形态（规则/不规则）对腺瘤或癌的鉴别有用；而金坂则着眼于凹陷病变的边界，认为即使是有 DL 的病变，在凹陷的内侧见有多数呈凸起形状的小凹边缘上皮的情况下，为非肿瘤的可能性大。另外，关于组织学上反映嗜酸性坏死物质明显向扩张的腺管内潴留的白球征（white globe appearance，WGA），土山报道称，其作为分化型癌的特异性高的表现，特别是即使不是内镜的专家也比较容易做出诊断。还有，金光将在圆形的小凹边缘上皮所包围的圆形的窝间部上皮下的间质中存在血管的特征性表现称为圆形上皮内血管模式（vessels within epithelial circlepattern，VEC pattern），为乳头状的分化腺癌的特征性表现，有可能成为术前预测癌的高恶性度的有用的标志。

平田就十二指肠的非肿瘤性病变进行了解说，阐述了应熟悉各种疾病的病状和病理学结构，通过常规观察加上 NBI 联合放大观察，着眼于表面结构和微血管的有无、绒毛的外形有可能对鉴别诊断有用。另外，关于上皮性肿瘤，辻进行了解说。虽然基本上是利用胃癌的 VS 分类进行诊断的，但该领域在病理

诊断上还没有明确的统一标准，因此今后有必要进行更深入的研究。

随着针对消化道早期癌行 ESD 的普及，与之相伴，人们重新认识到诊断学的重要性，内镜医生的视野转向了放大内镜诊断学。虽然诊断学好像已经确立了，但在临床上还是经常会遇到令人头痛的病变。希望本书对读者将来的临床诊断工作有所帮助，以此作为编辑后记。

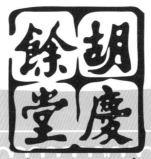

胡慶餘堂

创始于1874年

国药准字Z20090697

胃复春胶囊

WEI FU CHUN

JIAONANG

60 粒装

杭州胡庆余堂药业有限公司

用于治疗胃癌癌前期病变的中成药

健脾益气 活血解毒

胃复春胶囊

【成　　份】红参、香茶菜、枳壳(炒)
【功能主治】健脾益气，活血解毒。用于治疗胃癌癌前期病变、胃癌手术后辅助治疗、慢性浅表性胃炎属脾胃虚弱证者。
【规　　格】每粒装0.35g。
【用法用量】口服。一次4粒，一日3次。
【包　　装】口服固体药用高密度聚乙烯瓶。60粒/瓶，1瓶/盒。
【批准文号】国药准字Z20090697
【不良反应】详见说明书。
【禁　　忌】禁止与含藜芦药物同服。

企业名称：杭州胡庆余堂药业有限公司　　　　邮政编码：311100
生产地址：杭州余杭经济技术开发区新洲路70号　电话号码：0571-86992277（总机）
传真号码：0571-86993828　　　　　　　　　网　　址：http://www.hqyt.com
注册地址：杭州余杭经济技术开发区新洲路70号

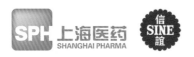
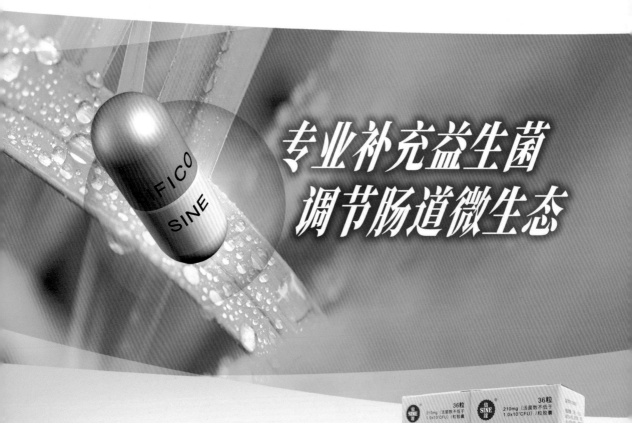
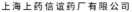

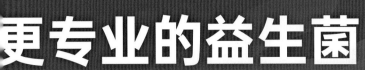

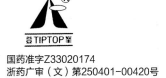
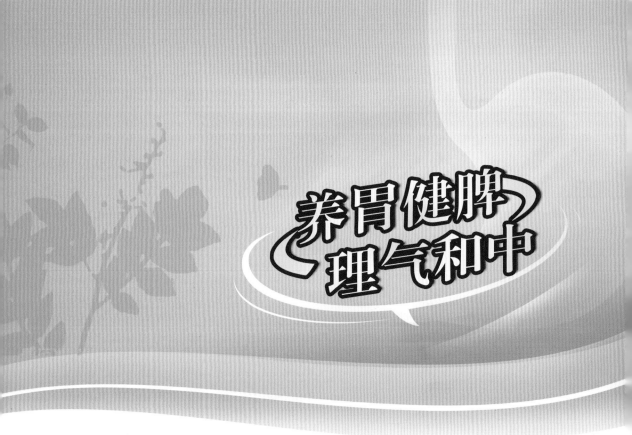
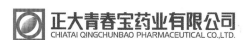